Dietmar Ohm
Entspannung für Kinder

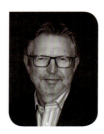

Dr. phil. Dietmar Ohm, diplomierter Psychologe, Psychotherapeut und Supervisor, behandelt häufig Menschen, denen Stress, Ängste und Anspannung zu schaffen machen. In seiner Praxis in Lübeck, als Dozent und Kursleiter sowie als ehemaliger langjähriger Vorsitzender der Deutschen Gesellschaft für Entspannungsverfahren konnte er jahrelang Erfahrungen sammeln und ist überzeugt: Entspannungstechniken wie Progressive Muskelrelaxation, Yoga und Autogenes Training sind auch für Kinder eine echte Bereicherung. Sie helfen ihnen dabei, selbstbewusst und gelassen mit Alltagsstress und Leistungsdruck umzugehen –
an jedem Tag.

Dipl.-Psych. Dr. Dietmar Ohm

Entspannung für Kinder

Ausgeglichen und konzentriert
mit Yoga, PR, AT & Traumreisen

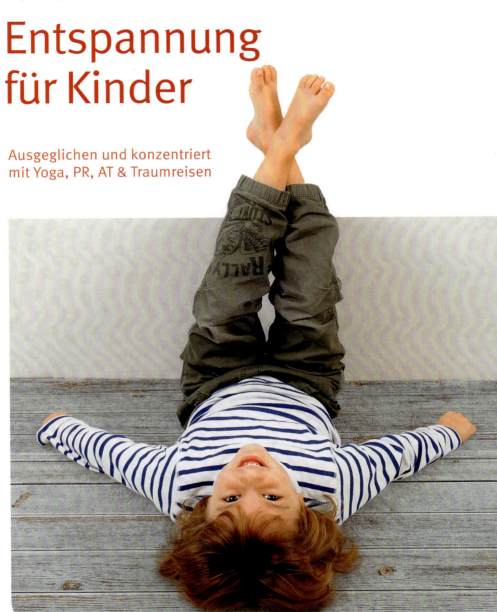

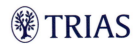

9 **Kinder unter Stress**

10 Lernziel: einfach entspannen
10 Was Stress im Kinderkörper verursacht
15 Entwicklungs- und Verhaltensprobleme bei Kindern
16 Entspannung bei Kindern: Ziele, Möglichkeiten, Grenzen
17 Was bewirkt Entspannungstraining?
18 Was können Kinder mit Entspannungstraining erreichen?

21 **Entspannen – körperorientierte Wege**

22 Sinne an! Achtsamkeit im Alltag
22 Achtsamkeitsübungen für Kinder

28 PR – anspannen, um besser loszulassen
28 Die Armhebeprobe
29 Erst anspannen – dann entspannen
30 Für welches Alter eignet sich PR?
31 Wann sollte von PR abgesehen werden?
33 Geeignete Übungssituationen für Kinder
33 Zur Rolle von Eltern, Pädagogen und Therapeuten
35 Die Übungshaltungen
37 Die Übungen der Progressiven Relaxation
38 Wie es geht: eine Vorübung
54 Kombination mit anderen Entspannungsverfahren
54 Entspannungsvertiefung durch Ruhevorstellungen
56 Wie der Lernprozess gefördert werden kann
57 Die PR im Alltag
57 PR gemeinsam üben

60 **Yoga – Dehnen, Kräftigen, Relaxen**
61 Was kann Yoga?
62 Was ist im Kinder-Yoga anders?
63 Für welches Alter eignen sich Yoga-Übungen?
64 Geeignete Übungssituationen für Kinder
65 Zur Rolle von Eltern, Pädagogen und Therapeuten
65 Yoga im Märchenwald
102 Wie der Lernprozess gefördert werden kann
102 Yoga im Alltag
103 Yoga gemeinsam üben

104 **Zapchen – locker werden, Spaß haben**
104 Körper und Seele beeinflussen sich
105 Zapchen-Übungen für Kinder

121 **Die Seele entspannen – imaginative Wege**

122 AT – durch Vorstellung zur Ruhe kommen
123 Was ist beim AT für Kinder anders?
123 Für welches Alter ist AT geeignet?
124 Wann sollte vom AT bei Kindern abgesehen werden?
124 Geeignete Übungssituationen für Kinder
126 Übungen des Autogenen Trainings für Kinder
127 Übungsablauf beim AT
136 Traumreisen
143 Autogenes Training im Alltag
144 Fazit: Was bringen Entspannungsverfahren?
145 Übungsprotokoll
146 Service

Übungsverzeichnis

Achtsamkeitsübungen
23 Wie lange kannst Du es hören?
23 Das lautlose Papier
24 Wo war es?
25 Mein Erste-Hilfe-Stein
26 Stampfe mit den Füßen
26 Das Autospiel
27 Innerer Ort der Ruhe und Kraft

Progressive Relaxation
40 Beim Sportfest
 (PR in 10 Schritten)
   41 Hand und Unterarm
   41 Andere Hand und anderer Unterarm
   42 Oberarme (Bizeps)
   42 Oberarme (Trizeps)
   43 Schultern
   43 Gesicht
   44 Rückenmuskeln
   44 Bauchmuskeln
   45 Oberschenkel- und Gesäßmuskeln
   45 Unterschenkel
   46 Reise durch den Körper
48 Abenteuer in der Südsee
 (PR in 7 Schritten)
   50 Arme
   51 Schultern
   51 Gesicht
   51 Rumpf
   51 Oberschenkel- und Gesäßmuskeln
   52 Unterschenkel
55 Entstehenlassen eines Ruhebildes in der Entspannung

Yoga
65 Yoga im Märchenwald
   66 Der Berg
   67 Der Baum schlägt Wurzeln
   68 Der Baum wächst und bekommt Äste
   68 Der Baum im Wind
   69 Drehung und Atmung
   69 Der Stuhl
   70 Der Baum hat lange Zweige
   71 Die Palme
   72 Baum im Gleichgewicht
   73 Der Farn
   73 Die Mondsichel
   74 Die Sonne geht auf und unter
   74 Hase Langohr ruht sich aus
   75 Katze Karla reckt den Rücken
   76 Langohr streckt Vorder- und Hinterpfoten
   77 Langohr balanciert
   78 Langohr streckt Hinterpfoten und Rücken
   78 Langohr wälzt sich hin und her
   79 Langohr passt auf
   80 Langohr übt Balance im Sitzen
   80 Langohr verbeugt sich
   81 Langohr will losrennen
   82 Langohr grüßt die Sonne und die Erde
   83 Wächter im Wald
84 Atemübungen im Yoga
   84 Tierstimmen nachmachen
   86 Der Fee Farfalla atmet die gute Waldluft
   86 Die Fee Farfalla atmet mit Langohr
   87 Atmen und balancieren
   88 Das Nasenspiel
   89 Blumen erwachen und gehen schlafen
   90 Die Hummel
   90 Farfallas Kater
   91 Der Gorilla
   91 Der Löwe
   92 Der Holzhacker
   92 Die Mondsichel und der Atem
   93 Atemgymnastik

Entspannungsgeschichten und Yoga
   94 Die Sonne, Flow dazu 96
   94 Langohr macht einen Ausflug, Flow dazu 98
   95 Abenteuer im Zauberwald, Flow dazu 100
102 Reise durch den Körper

Zapchen-Übungen
106 Gähnen
106 Nickerchen
107 Schaukeln
108 Armschwingen
108 Schütteln
109 Tätscheln
110 Seufzen
110 Summen
111 Hocken
112 Lachen
112 Sich locker hängen lassen
113 Ächzen und Stöhnen
113 Sich strecken
114 Komisch sprechen
114 Pferdeschnauben
115 Prusten
115 Tschu, Tschu, Eisenbahn

Entspannungsgeschichten und Zapchen
   116 Die Wohlfühlwichtel und der Honig
   117 Die Wohlfühlwichtel haben Langeweile

Autogenes Training
129 Ruhe
130 Schwere
131 Wärme
132 Atmung
133 Bauch (Sonnengeflecht)
134 Stirn
134 Herz

Traumreisen
   136 Ausflug an den Strand
   138 Die Bärenhöhle im Frühling

Entspannungsgeschichte und Autogenes Training
   Die Klassenarbeit 140

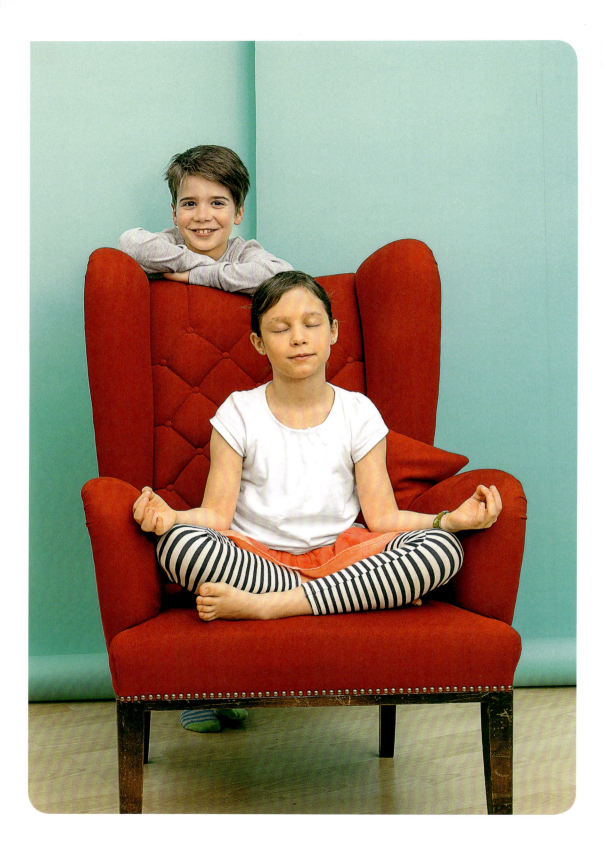

Liebe Leserinnen, liebe Leser

Entspannung und Entspannungsverfahren für Erwachsene sind in aller Munde. Doch auch Kinder haben Stress und sind psychischen Belastungen ausgesetzt. Gesundheitliche Beschwerden, Entwicklungsstörungen und Schulprobleme können die Folge sein. Hier setzt dieses Buch an und zeigt eine Reihe Entspannungsverfahren für Kinder auf.

Autogenes Training und Progressive Relaxation sind am bekanntesten und am besten erforscht. Auch Yoga wird zunehmend bei Kindern mit guten Ergebnissen eingesetzt. Das in Deutschland noch relativ unbekannte Psychotherapieverfahren Zapchen wird in diesem Buch erstmals in einer Version für Kinder vorgestellt. Alle vier Verfahren können und sollen eigenverantwortlich von den Kindern durchgeführt werden, zu Beginn mit Unterstützung der Eltern.

Entspannungsverfahren helfen uns, mit den Belastungen und Herausforderungen des Alltags besser zurecht zu kommen. Nicht nur die Konzentrationsfähigkeit und Lernleistung werden besser, wir sind auch gesünder und fühlen uns insgesamt besser. Entspannungsverfahren sind zwar kein Allheilmittel, aber regelmäßiges Üben ist ein wichtiger eigener Beitrag, um die seelische und körperliche Gesundheit zu schützen und zu stärken. Vorbeugen ist besser als heilen.

Die einzelnen Entspannungsverfahren werden kurz dargestellt. Anleitungstexte und Entspannungsgeschichten, in denen in kindgerechter Weise die verschiedenen Übungen präsentiert werden, helfen, direkt loszulegen. So macht das Üben richtig Spaß!

Dieses Buch richtet sich an Sie, die Eltern, die für ihre Kinder effektive Verfahren zu Selbstentspannung, Stressbewältigung und Gesundheitsvorsorge suchen. Sie sind für Kinder bei der Stress- und Belastungsbewältigung als Vorbilder von fundamentaler Bedeutung. Machen Sie deshalb bei den Übungen mit – Sie werden selbst von den Effekten profitieren.

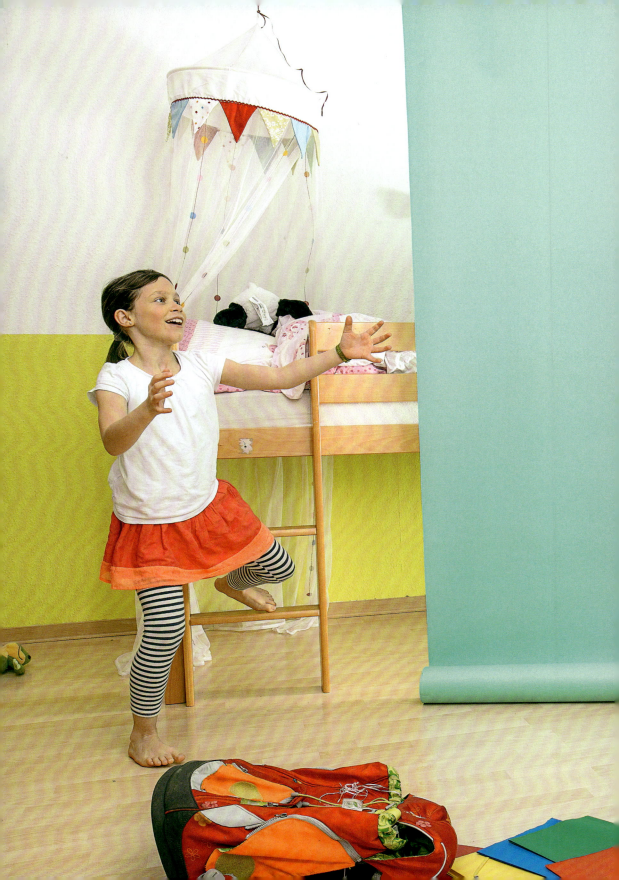

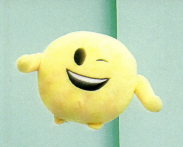
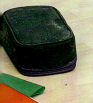

Kinder unter Stress

Stress – was genau ist darunter zu verstehen? Warum und auf welche Weise beeinflusst Stress die körperliche und seelische Gesundheit von Kindern?

Lernziel: einfach entspannen

Auch Kinder können unter Stress stehen. Unkonzentriertheit, auffälliges Verhalten oder Zurückgezogenheit sind mögliche Folgen.

Schulangst, Nervosität, Konzentrationsstörungen und stressbedingte körperliche Beschwerden wie Kopf-, Magen- und Darmbeschwerden nehmen bei Kindern zu. Viele Kinder wirken nervös und angespannt, sind häufig unkonzentriert, lustlos oder erschöpft. Ein hohes Lebenstempo, Reizüberflutung, unsichere Familienbindungen, hoher Fernseh-/Videokonsum, Computerspiele, schulischer Leistungsdruck, Zeitmangel der Eltern – das sind nur einige Stichwörter, die deutlich machen, welchen nervlichen Belastungen Kinder heute ausgesetzt sind.

Überfordernde Stressbelastungen werden zu Recht immer wieder für eine Vielzahl von Beschwerden und Erkrankungen bei Kindern verantwortlich gemacht.

Was Stress im Kinderkörper verursacht

Um die Verbindung zwischen Psyche und Körper besser zu verstehen, ist eine Betrachtung unseres Nervensystems sinnvoll.

Das menschliche Nervensystem lässt sich in einen willkürlich gesteuerten Bereich und einen normalerweise nicht willkürlich beeinflussbaren Bereich unterteilen. Unsere bewussten, willkürlichen Handlungen werden durch das willkürliche Nervensystem gesteuert. Dieses ist vor allem für unsere Beziehungen und Handlungen nach außen, zur Umwelt wichtig. Dagegen regelt das unwillkürliche oder vegetative Nervensystem die inneren Lebensfunktionen (z. B. Atmung, Verdauung, Herz, Stoffwechsel). Das vegetative Nervensystem arbeitet weitgehend unabhängig vom bewussten Willen. Aber es ist nicht völlig unabhängig, insbesondere seelische Vorgänge wirken sich auf das vegetative Nervensystem und damit auf Körperfunktionen aus. Hierbei spielt das Zusammenwirken des Sympathikus und des Parasympathikus, der beiden Teile des vegetativen Nervensystems, eine wesentliche Rolle.

Während der Sympathikus vorwiegend eine aktivierende Funktion hat (z. B. Beschleunigung des Herzschlags, Erhöhung des Blutdrucks) und damit Leistungen ermöglicht, wirkt der Parasympathikus vor allem in Richtung Energiespeicherung, Aufbau und Erholung. Das Ziel dieses Zusammenwirkens ist ein ausgeglichener, harmonischer Wechsel zwischen Anspannung und Entspannung, zwischen Verausgabung und Erholung. Einen aktivierenden Einfluss auf unser vegetatives Nervensystem und damit auf unsere Körperfunktionen haben alle Erlebnisse und Erfahrungen, die wir als herausfordernd, erschreckend oder alarmierend erleben. Wir sprechen bei diesen Erfahrungen allgemein von Stressreizen oder Stressoren. Das vegetative Nervensystem reagiert mit Pulsbeschleunigung, Blutdruckanstieg, einer Erhöhung des Blutzuckers, der Blutfette und der Blutgerinnungsfähigkeit. Diese Reaktionen sind Ausdruck einer inneren Alarmsituation: Der Körper stellt Energien bereit, um sich auf eine Aktivität vorzubereiten. Genau genommen bereitet er sich auf eine körperliche Aktivität vor, nämlich auf Flucht oder Angriff. Dies hat seinen Grund in der Entwicklungsgeschichte der Menschen. Denn während des längsten Abschnitts der Geschichte standen die Menschen vor allem vor Herausforderungen, die sie körperlich bewältigen mussten. Für die Jagd oder einen bevorstehenden Kampf ist es sinnvoll, wenn durch Erhöhung von Puls, Blutdruck, Blutfetten und Blutzucker die Energiereserven des Körpers mobilisiert werden. Das Gleiche gilt für die Vorbereitung auf eine eventuell nötig erscheinende Flucht; hier ergibt sogar die verstärkte Gerinnungsfähigkeit des Blutes einen Sinn: Bei einer möglichen Verletzung wird der Blutverlust geringer gehalten.

Stressbelastung ist gesundheitlich völlig unbedenklich, solange die Alarmsituation nicht allzu lange anhält, die mobilisierte Energie durch körperliche Aktivität abgebaut wird und es ausreichend Zeit zur Erholung gibt.

Tina und die Mathearbeit

» *In einigen Tagen soll eine Mathematikarbeit geschrieben werden. Der Lehrer nimmt noch einmal Aufgaben durch, die in ähnlicher Art in der Klassenarbeit vorkommen werden. Trotz der Erklärungen des Lehrers versteht Tina noch nicht, wie eine bestimmte Aufgabe zu rechnen ist. Sie bekommt einen Schreck, wenn sie an die Mathearbeit denkt: Wie soll sie es richtig machen, wenn sie es jetzt nicht versteht? Sie merkt, dass sie ganz aufgeregt wird und ihr Herz klopft. Es ist ihr zwar etwas unangenehm einzugestehen, dass sie die Aufgabe noch nicht kapiert hat, aber sie gibt sich einen Ruck und meldet sich. Sie bittet den Lehrer, die Aufgabe noch einmal zu erklären, was dieser auch macht. Nach der nochmaligen Erläuterung der Rechenschritte fällt bei Tina der Groschen. Sie spürt deutlich, wie ihr ein Stein vom Herzen fällt und sie wieder ruhig und gelassen wird. In der Pause tobt sie sich zunächst auf dem Schulhof etwas aus, lehnt sich dann an eine Mauer und entspannt einen Moment.* «

Um gesund, widerstandsfähig und leistungsfähig zu bleiben, brauchen wir sogar einen (gesunden) Stress, denn bei Unterforderung, bei zu wenig Anregung und Aufregung droht erfahrungsgemäß gesundheitlicher Schaden.

Obwohl es im Beispiel von Tina um Aufregung geht, handelt es sich um Eustress, gesunden Stress, denn die Anspannung ist nur von kurzer Dauer und Entspannung sowie körperliche Aktivität bilden ein ausreichendes Gegengewicht.

Timos Teufelskreis

》 *Wieder einmal haben Timo und seine Eltern verschlafen. Timo kommt kaum aus dem Bett. Kein Wunder, gestern ist es wieder sehr spät geworden, da er sich nicht von seinem neuen Computerspiel trennen konnte. Nun aber schnell! Fürs Frühstück bleibt keine Zeit. Mit einer Scheibe Brot in der Hand läuft er zum Bus, den er gerade noch erreicht. Ihm fällt siedendheiß ein, dass er die Matheaufgaben noch nicht gemacht hat. Zum Glück ist sein Freund Klaus im Bus, der ihn die Aufgaben schnell abschreiben lässt. Gut sieht es zwar wegen der wackeligen Schrift nicht aus, aber immerhin hat er sie im Heft. In der Mathestunde rügt der Lehrer die verwackelten Zahlen in Timos Heft, was Timo sehr unangenehm ist. Als der Lehrer die neuen Rechenaufgaben erklärt, versteht Timo nichts. Er wird ganz ängstlich und aufgeregt: »Wie soll ich bloß die Mathearbeit schaffen, wenn ich nicht verstehe, wie die Aufgaben gerechnet werden?« Er mag gar nicht daran denken, was seine Eltern sagen, wenn er wieder eine Fünf bekommt. Aber er traut sich nicht, den Lehrer um eine erneute Erklärung zu bitten. Die anderen könnten ihn ja für dumm halten und der Lehrer ist sowieso schon sauer auf ihn. Timo fühlt sich immer unruhiger und unwohler. Als es endlich zur Pause klingelt, fühlt er sich sehr angespannt, aber irgendwie auch abgeschlagen und traurig. Er mag nicht mit den anderen herumtollen und setzt sich in eine Ecke, um mit seinem Handy zu spielen. Nebenbei isst er Süßigkeiten, die er sich zu Hause eingesteckt hat. Als sich ein anderer Junge zu ihm setzt und etwas fragt, reagiert Timo sehr gereizt, so dass es zum Streit kommt. Glücklicherweise klingelt es zur nächsten Stunde, bevor die beiden aufeinander losgehen können. Irgendwie kann sich Timo gar nicht richtig auf den Unterricht konzentrieren, er fühlt sich immer unwohler und bekommt Kopfschmerzen. Als die Schule vorbei ist, geht es durch den hektischen Verkehr der Großstadt wieder nach Hause. Nach dem Mittagessen und den Hausaufgaben wartet sein Computerspiel schon auf ihn. Da es mit dem Fernsehen doch wieder länger als geplant wird, kommt er erst ziemlich spät ins Bett. Trotzdem ist er sehr aufgedreht und kann schlecht einschlafen ...* 《

Leider sieht die Wirklichkeit für viele Kinder heute so aus, dass nicht von gesunden Stressbelastungen gesprochen werden kann, sondern dass oft chronische Überreizungen und Überforderungen vorliegen. Verschlimmernd wirkt sich der weitverbreitete Bewegungsmangel aus. Der krank machende, überfordernde Stress wird auch als Disstress bezeichnet. Unsere moderne, industrialisierte Gesellschaft und die damit verbundene Lebensform haben die Gefahr von Disstress wesentlich erhöht: Die körperlichen Belastungen nehmen ab, während die geistigen, seelischen und nervlichen Belastungen u. a. durch Reizüberflutung (z. B. Fernsehen, Videospiele, Computer, Schulstress, Verkehrsdichte, Lärm) ständig zunehmen.

Dieser Tagesablauf von Timo (S. 12) ist natürlich nur ein Beispiel, wie Disstress entstehen kann. Es ist gesundheitlich unbedenklich, wenn Überforderungen nur ab und zu vorkommen, denn das kann der Organismus ausgleichen. Chronischer Disstress ist jedoch problematisch. Die Auswirkungen des seelisch Erlebten auf den Körper sind vielfältig, wobei vor allem das Herz-Kreislauf-System betroffen ist. Es kann zu schnellem Puls (Herzklopfen), unregelmäßigem Herzschlag, Blutdruckveränderungen usw. kommen. Außerdem sind Störungen der Magen- und Darmtätigkeit möglich, was zu entsprechenden Beschwerden führen kann. Eine weitere wichtige Veränderung durch Disstress betrifft die Muskulatur: Es kommt meist zu Muskelverspannungen. Häufig liegt beispielsweise die Ursache für Kopfschmerzen in verspannter Nacken- und Schultermuskulatur, während Rückenschmerzen durch verspannte Rückenmuskulatur zustande kommen.

Eine lang anhaltende Dämpfung des Parasympathikus durch Disstress und damit die Verminderung der aufbauenden und energiegewinnenden Fähigkeiten des Körpers schwächen die Abwehrkräfte und erhöhen allgemein die Krankheitsanfälligkeit. Daher treten bei chronisch überforderten Kindern vermehrt Infekte wie z. B. Schnupfen, Erkältungen, Magen- und Darminfekte auf. Aber auch schwerere Erkrankungen können durch eine Schwächung des Immunsystems begünstigt werden.

Es gibt andererseits Beschwerdebilder, die nicht durch eine Überaktivierung des Sympathikus, sondern durch eine Überaktivierung des Parasympathikus verursacht werden. In diesen Fällen kommt es bei Belastungen nicht zur normalen Stressreaktion, sondern diese bleibt in der Vorphase stecken. Das ist beispielsweise der Fall, wenn sich jemand bei Herausforderungen gar nicht zum Widerstand oder zur Auseinandersetzung mit dem Problem aufraffen kann, weil er zu verängstigt, resigniert oder wie gelähmt ist. Wenn diese Zustände von Hilflosigkeit, Schwäche und Angst häufig und schließlich sogar gewohnheitsmäßig auftreten, kann es durch eine Überaktivität des Parasympathikus zu Störungen der vegetativen Steuerung kommen. Die Folge sind dann Beschwerden wie Schwindelgefühle, Durchblutungsstörungen und Mattigkeit durch Absinken des Blutdrucks, Übelkeit und Verdauungsstörungen durch Verkrampfungen der Muskeln in Magen und Darm sowie Luftnot durch ein Zusammenziehen der Bronchien. Nicht selten treten auch Kopfschmerzen und Neigung zum Erröten auf.

Wie die Fallbeispiele von Tina und Timo gezeigt haben, ist Stress allerdings nicht einfach nur ein äußerer Einfluss. Zwar wirken viele Stressreize wie beispielsweise Lärm, Hektik, Hitze oder ein ungeduldiger Lehrer als äußere Stressoren. Aber auch die Art, wie wir Situationen und Einflüsse interpretieren und mit ihnen umgehen, spielt eine wichtige Rolle dabei, ob wir Eustress erleben oder in Disstress geraten. Während Tina nach Überwindung ihrer Schüchternheit den Lehrer um zusätzliche Informationen bitten und damit ihre Lernblockade beseitigen konnte, war es bei Timo anders: Ihm stand seine Ängstlichkeit oder auch sein falscher Stolz im Weg, sodass er seine Probleme in sich hineinfraß.

Bewältigungsstrategien

Ein Erklärungsmodell für das Zusammenwirken äußerer und innerer Einflüsse auf das Stresserleben stammt von dem amerikanischen Psychologen Lazarus. Ob ein Einfluss als Stressor wirkt, hängt seiner Meinung nach zunächst stark davon ab, wie jemand die Situation wahrnimmt und bewertet. Beispielsweise leiden manche

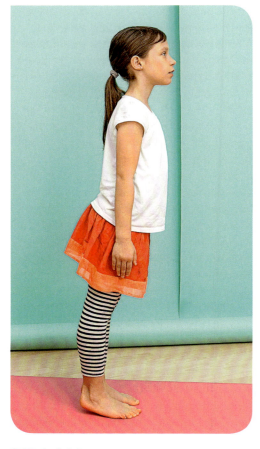

⬆ Kinderleicht entspannen

Chronische Überforderung

Disstress begünstigt nicht nur das Entstehen von Beschwerden und Erkrankungen. Chronische Überforderung beeinträchtigt auf jeden Fall zumindest das Wohlbefinden und die Lebensqualität. Überforderte und überreizte Kinder fühlen sich meist unwohl und unausgeglichen. Die Konzentrations- und Leistungsfähigkeit in der Schule werden durch Disstress stark beeinträchtigt. Wenn die innere Anspannung zu gering ist (»null Bock«), werden erfahrungsgemäß viele Fehler gemacht. In einer geringgradigen Anspannung – also bei guter Motivation – werden die wenigsten Fehler gemacht, während bei starker Aufregung die Fehlerzahl drastisch ansteigt. Nicht selten reagieren Kinder auf chronische Überforderungssituationen auch mit Gefühlen von Hilflosigkeit, Niedergeschlagenheit und Angst oder reagieren gereizt und aggressiv.

Kinder so unter Versagensängsten, dass sie blockieren, wenn sie vom Lehrer befragt werden, während sich andere Kinder freuen, eine Antwort geben zu dürfen. Eine weitere wichtige Rolle spielen die jeweiligen verfügbaren und genutzten Bewältigungsstrategien. Beispielsweise können bereits Gedanken wie »ich bleibe ganz ruhig« oder »es gibt keine dummen Fragen, nur dumme Antworten« helfen, mit Schulangst besser zurecht zu kommen. Dagegen verschlimmern »katastrophisierende« Gedanken wie »wenn ich nachfrage, halten mich alle für dumm« Gefühle von Unsicherheit und Angst. Überforderung und Disstress drohen immer dann, wenn ein gestörtes Gleichgewicht zwischen den äußeren Anforderungen einerseits und den subjektiven Bewertungen und Bewältigungsfähigkeiten andererseits besteht. Bei den Bewältigungsfähigkeiten wird zwischen »problemlösender« und »emotionsregulierender« Funktion unterschieden. Problemlösende Strategien beziehen sich auf die konkrete Veränderung einer Situation, beispielsweise durch Veränderung der Zeitplanung, Einhalten von regelmäßigen Lernzeiten, Abbau von Reizüberflutung durch weniger Lärm, weniger Fernsehen, Videospiele usw. Zu problemlösenden Strategien kann es auch gehören, an den eigenen Ansprüchen, Erwartungen, Zielen und Gewohnheiten zu arbeiten, um beispielsweise Selbstüberforderungen abzubauen. Dagegen dienen »emotionsregulierende« Strategien der Kontrolle der körperlichen und psychischen Reaktionen auf Stressbelastungen.

Dementsprechend hat Entspannungstraining eine wichtige emotionsregulierende Funktion und hilft, Stressbelastungen konstruktiv zu bewältigen. Es ist ein großer Unterschied, ob ein Kind relativ gelassen in Belastungssituationen hineingeht oder ob starke Aufregung leicht zu Lernblockaden führt. Kinder, die Entspannungstraining praktizieren, haben außerdem den Vorteil, dass sie sich auch in einer Belastungssituation entspannen und damit schädlichen Disstress abbauen können. Mit mentalem Training können außerdem ungünstige Einstellungen und Katastrophisierungen verändert werden.

Entwicklungs- und Verhaltensprobleme bei Kindern

Wie bereits betont wurde, ist chronischer Disstress natürlich nicht der einzige verursachende Faktor für gesundheitliche Probleme und Befindensstörungen bei Kindern. Allerdings kommt ihm ein relativ starker Einfluss zu. Ähnlich ist es bei Entwicklungs- und Verhaltensstörungen. Auch hier ist eine Reihe von Einflussfaktoren wie Erbanlage, vorgeburtliche Traumata und Umwelteinflüsse wirksam. Eine wichtige Rolle spielt wiederum chronischer Disstress als mitverursachender oder verschlimmernder Faktor.

Verhaltensstörungen bei Kindern können dahin gehend grob unterschieden werden, ob es sich um »nach innen« (internalisierende) oder »nach außen« (externalisierende) gerichtete Verhaltensstörungen handelt. Angststörungen und depressive Verstimmung werden als »nach innen« gerichtete Störungen bezeichnet. Dagegen gelten Hyperaktivität und Aggression als »nach außen« gerichtete Verhaltensstörungen.

Hyperkinetisches Syndrom

Die häufigste Diagnose bei Kindern ist das hyperkinetische Syndrom, dessen Kernsymptom die Hyperaktivität ist. Die betroffenen Kinder können nicht ruhig sitzen, laufen und springen (zu) viel herum, lärmen und zappeln übermäßig. Es ist nicht verwunderlich, dass es diesen Kindern meist auch schwerfällt, ihre Aufmerksamkeit längere Zeit auf ein Spiel oder eine Aufgabe zu richten.

Glücklicherweise stellt übermäßige Aktivität von Kindern nicht immer eine Entwicklungsstörung dar.

Gerade bei Kindern, die an der Schwelle zur hyperaktiven Störung stehen, ist eine möglichst frühzeitige Verbesserung der Entspannungsfähigkeit durch ein geeignetes Training zu empfehlen. Hierdurch kann der Entwicklung von Verhaltensstörungen vorgebeugt werden.

Aggressives Verhalten

Aggressives Verhalten ist grundsätzlich zur Lebensbewältigung notwendig. Von einer Verhaltensstörung spricht man erst dann, wenn sich Häufigkeit und Intensität deutlich vom Verhalten Gleichaltriger unterscheiden.

Aggressives Verhalten kann sich auf recht unterschiedlichen Ebenen zeigen:

- Offen (z. B. Boxen, Treten) oder verdeckt-hinterhältig (Beinstellen,)
- Körperlich (Schubsen, Schlagen) oder sprachlich (Anschreien, Verspotten)
- Direkt (direkt gegen andere gerichtet) oder indirekt (Türen knallen, Gegenstände zerstören)

Aggressives Verhalten kann sich aber auch gegen die eigene Person richten, z. B. in Form von Nägelkauen, Kratzen, Selbstbeschimpfungen oder Selbstironie.

Angststörungen

Angst hat eine Schutzfunktion. Ängste und Unsicherheitsgefühle gehören bei Kindern zu einer gesunden Entwicklung dazu. Jeder neue Reifungsschritt - Kindergartenbeginn, Einschulung oder die zunehmende Lösung von den Eltern – stellt eine Herausforderung dar, die Angst und Unsicherheit mit sich bringt.

Ist Angst jedoch übermäßig stark ausgeprägt, wird sie zu einem Hemmschuh der persönlichen Entwicklung. Es kommt dann zu vermeidendem Rückzugsverhalten, wodurch Kinder Herausforderungen ausweichen, die ihrer Weiterentwicklung dienen.

Entspannung bei Kindern: Ziele, Möglichkeiten, Grenzen

Wie bereits dargestellt, spielen psychische Belastungen und Disstress bei der Entstehung von körperlichen und psychischen Störungen sowie bei Schul- und Lernproblemen eine große Rolle. Es liegt nahe, dass in der Verbesserung der Entspannungsfähigkeit eine wichtige Möglichkeit liegt, um gesundheitsschädlicher Überforderung entgegenzuwirken, stressbedingten Beschwerden vorzubeugen und bereits eingetretene Störungen zu bessern. Chronische Anspannung kann durch regelmäßig praktiziertes Entspannungstraining abgebaut und Disstress in Eustress umgewandelt werden. Darüber hinaus fördert Entspannungstraining das Wohlbefinden und eine gelassene Lebenshaltung. Da schulische Probleme häufig durch Leistungs- und Prüfungsangst sowie durch Überforderungsgefühle zustande kommen, trägt Entspannungstraining erfahrungsgemäß auch in diesem Bereich zu Verbesserungen bei. Entspannt lässt es sich leichter lernen und Prüfungen werden ohne starke Aufregung besser bewältigt. Untersuchungen zeigen, dass Entspannungstraining zu einer »entspannten Aufmerksamkeit« (»relaxed alertness«) beiträgt, die für schulische Leistungen von großem Vorteil ist.

Seitdem die geschilderten Wirkungen von Entspannungsverfahren wissenschaftlich belegt sind, haben sie bei der Behandlung von Krankheiten sowie beim Abbau von schulischen Problemen an Bedeutung gewonnen. Dabei ist der Gedanke der Selbststeuerung, Selbstverantwortung und Selbsthilfe wesentlich. Das regelmäßige Üben ist im Sinne eines gesundheitlichen Schutzfaktors ein wichtiger eigener Beitrag, um die seelische und körperliche Gesundheit zu schützen und zu stärken.

Verschiedene Methoden

Es wurden verschiedene psychologische Verfahren entwickelt, die zu erholsamer, vertiefter Ruhe führen. In Deutschland ist das Autogene Training nach Professor Schultz am bekanntesten. Ein Grund dafür ist sicherlich, dass Professor Schultz das Autogene Training in den 1920er-Jahren in Deutschland entwickelt hat. Etwa zeitgleich hat Dr. Edmund Jacobson die »Progressive Relaxation« als Entspannungsmethode in den USA vorgestellt, die dort heute einen sehr hohen Bekanntheitsgrad hat. Allerdings wird das Entspannungstraining nach Jacobson – anders als das Autogene Training – heute kaum noch in der ursprünglichen Form praktiziert. Da es gemäß der Originalmethode recht kompliziert und zeitaufwendig war, sind viele Abwandlungen vorgeschlagen worden. Es wurden auch unterschiedliche Namen für diese Art des Entspannungstrainings genutzt. In Deutschland werden statt des ursprünglichen Namens häufig die Begriffe »Tiefmuskelentspannungstraining (TME)« oder »Progressive Muskelentspannung (PME)« verwendet.

Neben dem Autogenen Training (AT) und der Progressiven Relaxation (PR) gibt es weitere Methoden, die eine vertiefte Entspannung zum Ziel haben: z. B. Funktionelle Entspannung, Yoga, meditative Verfahren und Zapchen. Die meisten wissenschaftlichen Untersuchungsergebnisse liegen für AT, PR und Yoga vor. Zu dem relativ neuen Verfahren Zapchen gibt es positive Praxiserfahrungen, weshalb es in diesem Buch ebenfalls vorgestellt wird.

Was bewirkt Entspannungstraining?

Obwohl die verschiedenen Entspannungsmethoden auf recht unterschiedlichen Vorgehensweisen beruhen, führen sie zu ähnlichen Ergebnissen. So liegen beispielsweise für Autogenes Training und Progressive Relaxation Vergleichsuntersuchungen vor, die bei beiden Methoden sowohl in körperlicher als auch in seelischer Hinsicht weitgehend ähnliche Veränderungen fanden. Die körperlichen und seelischen Veränderungen, die im Zusammenhang mit einem Entspannungstraining auftreten, werden auch als Entspannungsreaktion bezeichnet.

Körperliche Veränderungen: Wie im Kapitel über Eustress und Disstress ausgeführt wurde, führen Anspannung und Entspannung zu deutlichen Veränderungen von körperlichen Funktionen. Eine wichtige vermittelnde Rolle spielt dabei das vegetative Nervensystem. Zu der bei Entspannungsverfahren auftretenden Entspannungsreaktion gehören u. a. die folgenden körperlichen Veränderungen:

- Atmung: verlangsamte, gleichmäßige Atmung, verminderter Sauerstoffverbrauch
- Herz-Kreislauf-System: Absinken von Herzfrequenz und Blutdruck (vor allem bei erhöhtem Blutdruck)
- Muskulatur: Entspannung der Skelettmuskulatur
- Haut: Veränderungen der elektrischen Hautleitfähigkeit
- Gehirn: Veränderungen der elektrischen Hirnaktivität (im EEG sind Veränderungen festzustellen, die auf eine geistige Ruhigstellung hindeuten)

Veränderungen in Psyche und Verhalten:
Die durch ein Entspannungstraining hervorgerufenen Veränderungen im seelischen Erleben sind individuell sehr unterschiedlich. Allerdings berichten die meisten Übenden – zumindest nach einiger Erfahrung mit dem Training – übereinstimmend von einem als angenehm empfundenen vertieften Ruhezustand. Menschen, die längerfristig regelmäßig mit dem Entspannungstraining üben, entwickeln meist eine zunehmende Gelassenheit.

Veränderungen durch Entspannungstraining können u. a. im Gefühlsbereich, im Denken und in der Konzentrationsfähigkeit sowie im Verhalten auftreten.

- Veränderungen im Gefühlsbereich: Intensität von unangenehmen Gefühlszuständen werden gedämpft, Ärger, Wut und Angst abgebaut, angenehme Empfindungen treten in den Vordergrund
- Veränderungen der Konzentrationsfähigkeit und des Denkens: Konzentration auf die eigene Person, störende Außengeräusche können ausgeblendet werden
- Veränderungen im Verhalten: Verringerung von motorischer Unruhe und Hyperaktivität

Entspannungstraining und Schlaf: Häufig wird angenommen, dass das Entspannungstraining zum Schlaf führen soll. Das ist jedoch nicht das unmittelbare Ziel. Vielmehr geht es um einen bewussten, vertieften Ruhezustand, der gewissermaßen zwischen dem Wachbewusstsein und dem Schlaf liegt. Die Übenden lernen mit der Zeit immer besser, in diesem Schwebezustand zwischen Wachen und Schlafen zu bleiben. Sie sind dann in der Lage, selbst in einem tiefen körperlichen und psychischen Ruhezustand nicht ungewollt einzuschlafen.

Was können Kinder mit Entspannungstraining erreichen?

Neben den bereits erwähnten Vorteilen von Entspannungstraining sollen hier noch einige weitere erwähnt werden.

Abbau von psychovegetativen Beschwerden: Positive Ergebnisse sind vor allem bei Störungen zu erreichen, die durch psychische Belastungen und Disstress ausgelöst oder verschlimmert werden, beispielsweise nervöse Magen-, Darm- und Kreislaufbeschwerden, sowie Spannungskopfschmerzen, die bei Kindern sehr verbreitet sind. Spannungskopfschmerzen beruhen meist auf Verspannungen der Muskulatur im Nacken- und Schulterbereich. Muskelverspannungen können aber auch zu Schmerzen in anderen Körperbereichen, insbesondere an der Wirbelsäule führen.

Entspannungstraining bewirkt meist eine zunehmende Gelassenheit, die Kindern einen verbesserten Umgang mit den Belastungen des häuslichen und schulischen Alltags und eine günstigere Stressbewältigung ermöglicht. Dies wirkt sich in aller Regel harmonisierend auf das vegetative Nervensystem aus und hilft, Fehlregulationen abzubauen.

Die zunehmende Gelassenheit wirkt sich günstig auf den Schlaf aus, sodass Ein- und Durchschlafstörungen abklingen können.

Stärkung der Abwehr- und Selbstheilungskräfte: Regelmäßiges Entspannungstraining wirkt sich günstig auf das Immunsystem aus und stimuliert die Selbstheilungskräfte des Körpers. Durch entsprechende Übungen können Kinder die Abwehrkraft des Immunsystems stärken, sodass sie weniger anfällig gegen Infektionserkrankungen sind.

Positive Wirkung auf das Herz-Kreislauf-System: Studien zeigen, dass sich durch Entspannungstraining ein erhöhter Blutdruck senken lässt. Ebenfalls hat Entspannungstraining eine deutliche positive Wirkung auf das Herz-Kreislauf-System.

Sport, Spiel, Wohlbefinden: Durch Entspannungstraining lassen sich das Wohlbefinden und der gesundheitliche Wert von sportlichen und spielerischen Aktivitäten deutlich steigern. Laufen, Fahrradfahren, Schwimmen, Squash, Tennis, Badminton usw. lassen sich sehr gut mit Entspannungstraining kombinieren. Erholungsphasen nach dem Sport eignen sich hervorragend für Entspannungsübungen, wodurch die Regeneration entscheidend gefördert wird. Der gesundheitliche Wert von Sport wird durch Entspannungstraining noch gesteigert, sodass diese Kombination geradezu ideal ist.

Locker mehr leisten: Für Kinder, die an sportlichen Wettkämpfen teilnehmen, ergibt sich nicht selten das Problem, dass sie übermotiviert sind oder unter Versagensängsten leiden. Hierdurch verlieren sie oft ihre Lockerheit und verkrampfen, sodass ihre Leistungsfähigkeit im Wettkampf leidet. In manchen Fällen wird scherzhaft von Trainingsweltmeistern gesprochen, wenn die Leistungen im Wettkampf deutlich niedriger als im Training sind. Bei den meisten Sportarten ist es wichtig, die Muskulatur sehr gezielt anspannen zu können. Sportliche Höchstleistung bedeutet, dass nur die für den jeweiligen Bewegungsablauf notwendige Muskulatur angespannt wird, während die übrige Muskulatur möglichst gut entspannt wird. Versagensängste und verbissenes Gewinnenwollen führen daher leicht zu Verkrampfungen, die eine gute Leistung blockieren. Aber nicht nur die Leistungsfähigkeit kann durch Verkrampfungen beeinträchtigt werden. Es steigt mit mangelnder Lockerheit und Geschmeidigkeit auch das Verletzungsrisiko.

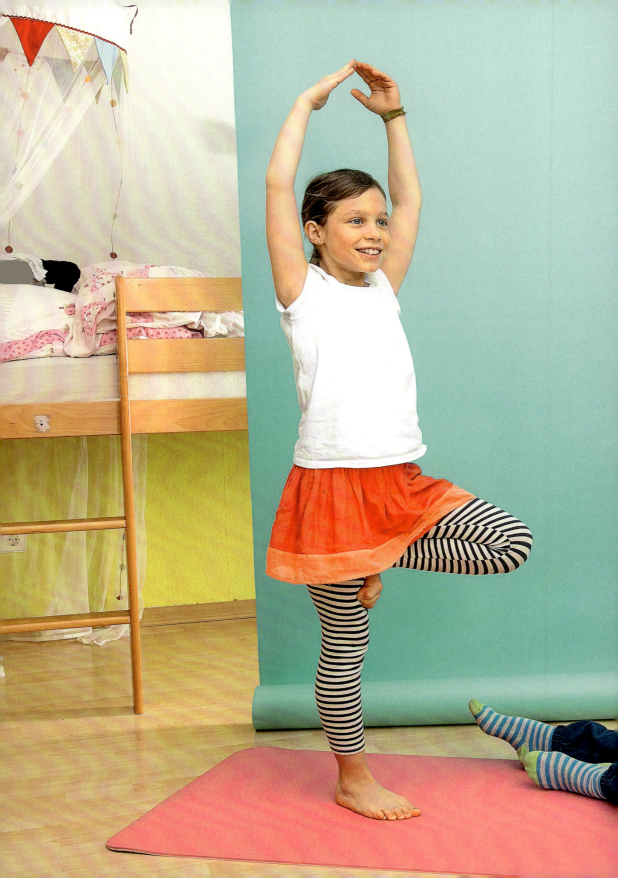

Entspannen – körperorientierte Wege

Durch kleine Körperübungen können schon Kinder bewusst entspannen. Autogenes Training, Yoga und Zapchen helfen und machen auch noch Spaß!

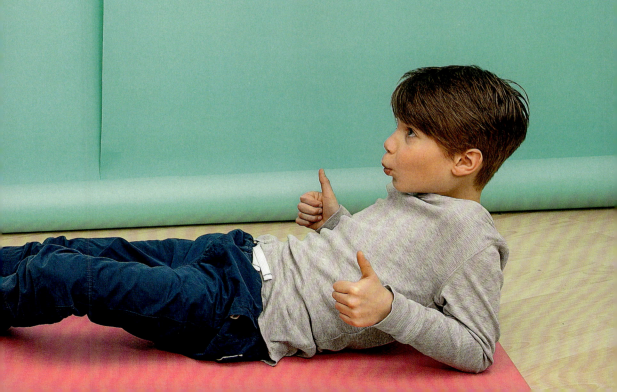

Sinne an!
Achtsamkeit im Alltag

Kinder spielen häufig voller Hingabe und sind in ihr augenblickliches Tun versunken. Das Leben im Augenblick hat viel mit Achtsamkeit zu tun.

Achtsamkeit spielte ursprünglich in fernöstlichen Meditationen eine bedeutende Rolle, wobei das unmittelbare Erleben des Hier und Jetzt mit allen Sinnen betont wird. Hierzu gehört eine nicht wertende und von innerer Offenheit geprägte Haltung. Es geht also bei Achtsamkeit, um aufmerksames und wertfreies Beobachten des Augenblicks, der gegenwärtigen Situation (das aktuell sichtbare, hörbare, riechbare, fühlbare Umfeld) oder der eigenen Innenwelt (Gedanken, Gefühle, Stimmung).

Der amerikanische Professor Jon Kabat-Zinn kam bereits als junger Mann mit dem Buddhismus in Berührung. Er entwickelte Ende der 1970er-Jahre ein achtwöchiges Achtsamkeitstraining zur Stressbewältigung, dessen Effekte bisher in mehr als 100 Studien belegt sind: Die Stressbewältigungskompetenz und die Selbstwahrnehmung verbessern sich, Selbstvertrauen, Gelassenheit und Lebensfreude werden gefördert. Außerdem kann durch das Training das Immunsystem gestärkt und psychosomatische Beschwerden sowie Schmerzen verringert werden.

Achtsamkeitsübungen für Kinder

Ihre ursprüngliche Fähigkeit zur Achtsamkeit geht den meisten Kindern im Laufe der Zeit verloren. Wenn Kinder in die Schule kommen und mit dem Vergleichen, dem Bewerten, den vielen neuen Eindrücken aufgrund von Medienkonsum und Lernstoff überflutet werden, verändert sich ihre Wahrnehmung von sich selbst und ihrer Umgebung. Eine Neigung zu Ablenkbarkeit, Konzentrationsmängeln und grüblerischen Selbstzweifeln ist weit verbreitet. Auch die zahlreichen Routinehandlungen des Alltags lassen die Achtsamkeit untergehen. Automatismen erleichtern zwar den Alltag, aber sie können unsere Aufmerksamkeit lähmen.

Auch für Kinder ist es daher sehr wertvoll, innere Stille und wache Präsenz zu kennen und abrufen zu können. So kann es hilfreich sein zu lernen, bei starken Emotionen für einen Moment die Augen zu schließen, tief zu atmen und Gefühle anzuerkennen, anstatt sie zu verdrängen. Daher werden in diesem Kapitel Achtsamkeitsübungen für Kinder vorgestellt. Diese Übungen bieten folgende Vorteile:

- Durch verbesserte Achtsamkeit können das Wohlbefinden, die körperliche und seelische Gesundheit gefördert werden.
- Die in kurzer Zeit durchführbaren Übungen können als Sofortmaßnahme zur Stressbewältigung dienen.
- Achtsamkeitsübungen sind zur Einstimmung und Förderung der in den folgenden Kapiteln vorgestellten Entspannungsverfahren sehr gut geeignet.

Einfach loslegen

Du brauchst nicht viel für die Achtsamkeitsübungen und kannst einfach anfangen, wann immer Du Lust darauf hast, aber auch wenn es gerade stressig ist oder Du dich unwohl fühlst. Manche Übungen kannst Du allein machen, andere funktionieren nur in der Gruppe. Dadurch sind sie wie kleine Spiele.

Wie lange kannst Du es hören?

Für dieses Spiel benötigt man eine Klangschale, die lange und schön klingt. Die Kinder werden gebeten, die Augen zu schließen und auf den Ton der Klangschale zu lauschen. Sie sollen die Augen erst dann öffnen, wenn sie den Ton nicht mehr hören.

Die Neugier der Kinder kann durch die Frage geweckt werden: »Was glaubt Ihr, wie lange der Ton der Klangschale zu hören ist?«

Das lautlose Papier

Für dieses Spiel benötigt man lediglich ein leeres Blatt Papier, am besten im DIN-A4-Format. Dieses soll möglichst lautlos weitergegeben werden.

Falls mehrere Kinder mitspielen, lautet die Frage: »Was glaubt Ihr, können wir das Blatt Papier so leise von Hand zu Hand weitergeben, dass kein Laut zu hören ist?«

Falls nur ein oder zwei Kinder mitspielen, lautet die Frage: »Was glaubst Du/was glaubt Ihr, wie oft können wir das Blatt Papier von Hand zu Hand weitergeben, ohne dass ein Laut zu hören ist?«

Wo war es?

Mit diesem Spiel können Konzentration und Körperwahrnehmung geschult werden. Es sollen leichte Berührungen erspürt und möglichst genau lokalisiert werden. Ein Erwachsener oder ein Kind berühren ein mit geschlossenen Augen sitzendes oder liegendes Kind sanft mit einem Finger. Dieses zeigt daraufhin auf die Stelle, die berührt worden ist. Wie gut ist es in der Lage, die genaue Berührungsstelle zu zeigen?

Anleitung:

- Augen schließen
- Eine Stelle am Körper (Arme, Oberkörper) wird mit dem Finger sanft angetippt.
- Mit geschlossenen Augen soll das Kind mit den Fingern möglichst genau die Berührungsstelle zeigen.
- Wiederholung mit weiteren Stellen.

Als Variante für ältere Kinder können auch zwei Stellen nacheinander oder gleichzeitig angetippt werden.

Das Spiel kann auch leicht abgewandelt werden, sodass Berührungen auf Unterarm und Armbeuge gespürt und möglichst genau lokalisiert werden sollen. Ein Erwachsener oder ein Kind berühren ein mit geschlossenen Augen sitzendes oder liegendes Kind sanft mit einem Finger an der Innenseite eines Unterarms. Der Finger wandert dabei tippend vom Handgelenk in Richtung der Armbeuge. Das Kind soll die Augen öffnen, sobald es das Gefühl hat, dass die Armbeuge erreicht ist. Wie gut ist es in der Lage, die genaue Berührungsstelle zu lokalisieren?

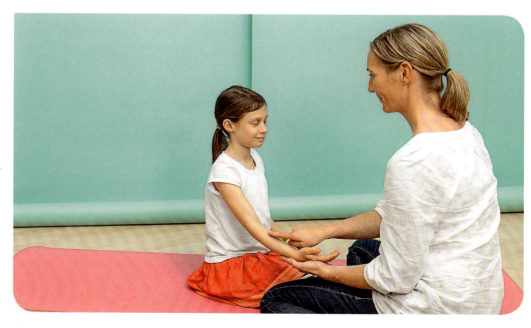

⬆ Kannst Du es fühlen?

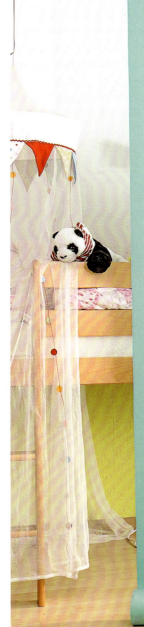

Mein Erste-Hilfe-Stein

»Ein Stein kann eine überraschend gute Hilfe sein. Vielleicht hast Du schon einen Stein, der einigermaßen rund ist und gut in Deine Hand passt. Falls nicht, dann suche Dir einen. Er sollte so groß sein, dass er gut in die Hand passt, wenn Du eine Faust machst.

Nun probiere einmal aus, ob Du mithilfe des Steins Ärger, Frust oder Schmerzen abbauen kannst. Erinnere Dich an eine Situation, in der Du Dich geärgert hast oder genervt warst. Spüre den Ärger und vielleicht auch andere unangenehme Gefühle wie Wut, Schmerz und Genervtsein. Wo spürst Du diese Gefühle in deinem Körper?

Nun nimm Deinen Stein in die Hand und umschließe ihn mit Deiner Faust. Drücke den Stein ganz fest. Drücke ihn einige Atemzüge lang ganz fest ...

Dann lasse die Hand locker und öffne die Faust. Achte einmal darauf, ob sich Deine Gefühle verändert haben. Sind der Ärger und andere unangenehme Gefühle gleich geblieben, weniger geworden oder stärker?

Nun probiere es einmal mit der anderen Hand. Nimm den Stein in diese Hand und drücke ihn wieder ganz fest einige Atemzüge lang ...

Auf welcher Seite wurden der Ärger und die anderen unangenehmen Gefühle weniger? Gingen sie vielleicht sogar auf einer Seite ganz weg? Oder auf beiden?

Falls der Stein Dir dabei geholfen hat, Ärger und andere unangenehme Gefühle abzubauen, trage ihn am besten immer bei Dir. Du hast dann immer eine Möglichkeit dabei, Dir bei unangenehmen Gefühlen selbst zu helfen.

Vielleicht tut es auch gut, den Stein ab und zu abzuspülen, damit die unangenehmen Gefühle ganz weg sind und der Stein wieder schön frisch und sauber ist.«

Stampfe mit den Füßen

Bei dieser Übung geht es darum, mit den Füßen mehrere Minuten lang kräftig auf den Boden zu stampfen. Abwechselnd rechts, links wird kräftig auf den Boden gestampft. So, als sollte der Boden festgestampft werden. Besonders gut fühlt es sich barfuß im Gras oder im warmen Sand an. Aber es geht natürlich auch auf normalem Fußboden mit Schuhen.

Anspannung, Ärger und Frust können auf diese Weise ausagiert werden. Muskulatur, Herz, Atmung und Kreislauf werden angeregt. Außerdem werden Nerven an den Fußsohlen wie bei einer Klopfmassage stimuliert. Dies setzt Impulse frei, die im Gehirn für größere Wachheit, Aufmerksamkeit und Energie zuständig sind.

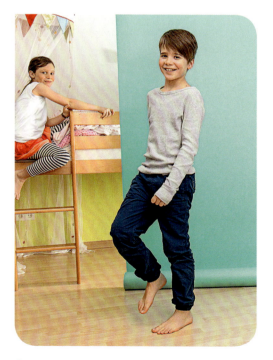

◆ Stampfen, stampfen, stampfen!

Das Autospiel

Bei diesem Spiel geht es darum, dass ein Kind ein Auto darstellt und das andere Kind der Fahrer ist. Dieses Spiel kann mit offenen oder geschlossenen Augen gespielt werden. Falls kein zweites Kind dabei ist, kann es natürlich auch mit einem Erwachsenen gespielt werden. Der Fahrer fasst das Auto von hinten an die Schultern. Durch sanfte Impulse mit den Händen wird das Auto gesteuert. Auf diese Weise kann es vorwärts und rückwärts sowie nach links und rechts gesteuert werden. Dabei ist darauf zu achten, dass das Vertrauen des Autos in den Fahrer gestärkt wird. Es soll immer eine sichere Fahrtroute gewählt werden, bei der keinerlei Kollisionen vorkommen. Das gesteuerte Kind soll in seinem Vertrauen gefördert werden, dass es sich ganz auf die Impulse des Fahrers verlassen kann. Dies ist natürlich umso wichtiger, wenn mit geschlossenen Augen geübt wird. Das Kind, das das Auto spielt, kann bei Bedarf seine Hände in Höhe der Brust wie eine Stoßstange halten, um Ängste zu verringern. Mit etwas älteren Kindern kann dieses Spiel auch mit viel Spaß in der Gruppe gespielt werden, wobei der Fahrer auf den Verkehr achten und anderen Autos ausweichen muss.

So geht es:

- Entscheidung, wer Auto und wer Fahrer ist.
- Der Fahrer legt dem Auto seine Hände von hinten auf die Schultern.
- Durch sanften Druck nach vorne, nach hinten, nach rechts oder nach links wird das »Auto« gesteuert.
- Hindernissen ist unbedingt auszuweichen und das Auto kann durch Festhalten an den Schultern jederzeit gestoppt werden.

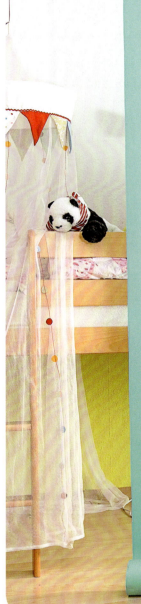

Innerer Ort der Ruhe und Kraft

Mithilfe dieser Übung können Kinder lernen, bei Bedarf in Kontakt mit guten Gefühlen und wohltuenden Erlebnissen zu kommen. Dafür kann es hilfreich sein, mit ihnen vorab darüber zu sprechen, wann und wo sie etwas Schönes und Angenehmes erlebt haben (wie Ferienerlebnisse, Ausflüge in die Natur, Zoobesuch, Lieblingsspiel, Geburtstagsfeier).

»Ich möchte Dir etwas von meinem Lieblingsort erzählen. Der innere Ort der Ruhe und Kraft ist kein Ort, an den man gehen oder mit Fahrrad oder Auto hinfahren kann. Vielmehr ist es ein Ort in Dir selbst, den Du finden kannst, wenn Du einfach Deine Augen schließt.

Deshalb schließe Deine Augen, wenn Du magst, und atme ein paar Mal langsam ein und aus. Vielleicht findest Du in Dir ein gutes Gefühl, so wie ein inneres warmes, glückliches Lächeln. Vielleicht ist da die Erinnerung an ein schönes Erlebnis oder an einen lieben Menschen. Spürst Du es? Das ist Dein innerer Ort der Ruhe und Kraft. Noch ein paar Mal langsam ein- und ausatmen. Begib Dich ganz in Deinen inneren Ort. Was gibt es da zu sehen? Gehören auch Geräusche dazu? Gerüche? Wie fühlt sich Dein Körper an?

Das Schöne am inneren Ort der Ruhe und Kraft ist, dass er immer da ist – in Dir. Du kannst dort hingehen, wann immer Du willst. Es fühlt sich gut an, an diesem Ort zu gehen und die guten Gefühle dort zu spüren. Auch wenn Du traurig und ängstlich bist oder Dich ärgerst, kannst Du an diesen Ort gehen. Es ist ein guter Ort, um mit Deinen Gefühlen zu sprechen und sich mit ihnen anzufreunden. Dabei kannst Du feststellen, dass sie nicht so stark und schlimm sind, wie Du vielleicht dachtest. Du kannst immer hierher kommen und so lange bleiben, wie Du möchtest.«

PR – anspannen, um besser loszulassen

Erst anspannen, dann entspannen! Das ist kinderleicht und hilft, bewusst einzelne Muskelgruppen und den ganzen Körper zu entspannen.

Der Arzt und Psychologe Dr. Edmund Jacobson erforschte zu Beginn des 20. Jahrhunderts intensiv die Funktionsweise der Muskulatur. Dabei fiel ihm auf, dass Anspannungen der Muskulatur häufig im Zusammenhang mit innerer Unruhe, Stress und Angst auftreten. Ein Mensch, der innerlich angespannt oder ängstlich ist, ist meist auch muskulär angespannt.

In einigen Redensarten werden diese Zusammenhänge zwischen seelischer und muskulärer Spannung beschrieben. Beispielsweise kann es sein, dass jemandem, der unter schmerzhaften Verspannungen im Nacken- und Schulterbereich klagt, im sprichwörtlichen Sinne die Angst im Nacken sitzt. Oder ein Mensch, der ständig auf dem Sprung ist, ist häufig auch muskulär verspannt. Die Redensart, dass »jemandem seine Sorgen ins Gesicht geschrieben sind«, bedeutet, dass sich innere Unruhe in Form verspannter Gesichtsmuskulatur äußert.

In vielen Experimenten konnte gezeigt werden, dass Menschen, die sich experimentell in Stress- oder Belastungssituationen befanden, in aller Regel stärkere Muskelspannungen aufwiesen als in Ruhesituationen. Derartige Anspannungen der Muskulatur treten insbesondere bei starker psychischer Erregung, vor allem bei Angst auf.

Die Armhebeprobe

In einer Gruppe für Entspannungstraining lassen sich diese Zusammenhänge durch die sogenannte Armhebeprobe demonstrieren. Hierbei hebt der Gruppenleiter den Arm der Kinder am Handgelenk leicht an und lässt dann los. Häufig ist es so, dass der Arm beim Heben ganz leicht erscheint und nach dem Loslassen einen Moment stehenbleibt, um dann gebremst zurückzusinken. Auf Nachfrage erhält man dann meist die Antwort, dass derjenige sich angespannt oder zumindest sehr wach und aufmerksam fühlt. Der

Arm wird dabei deshalb als so leicht empfunden, weil er unbewusst entgegenkommt. Da die Muskulatur angespannt ist, sinkt der Arm dann gebremst zurück. Anders ist es bei jemandem, dessen Arm sich bei der Hebeprobe schwer anfühlt und der – für alle deutlich sichtbar – nach dem Loslassen sofort schwer und ungebremst zurückfällt. Derjenige wird wahrscheinlich berichten, dass er sich sehr ruhig und gelassen, vielleicht sogar etwas müde fühlt.

Diese aus der Arbeit mit Erwachsenen stammende »Armhebeprobe« kann bei Kindern in Form eines Spiels eingesetzt werden. Im Sinne einer Übungsvorbereitung können sie hierdurch für muskuläre Anspannungs- und Entspannungsphänomene sensibilisiert werden.

Zunächst sollen die Kinder sich vorstellen, dass ihre Arme ganz leicht seien. So, als ob Leichtgas in ihnen wäre. Dann geht der Gruppenleiter von Kind zu Kind und prüft bei jedem Kind durch die Armhebeprobe die Leichtigkeit des Arms und meldet dies durch entsprechende Kommentare zurück.

Beispiel: »Ich will nun einmal prüfen, wie leicht Dein Arm ist. Oh, tatsächlich, er ist wirklich sehr leicht. Ich brauche kaum Kraft, um ihn anzuheben. Nun lasse ich los … und er gleitet leicht wie eine Feder runter.«

Dann sollen die Kinder sich vorstellen, dass ihre Arme ganz schwer, so schwer wie Mehl- oder Kartoffelsäcke sind. Der Gruppenleiter geht wiederum von Kind zu Kind, prüft bei jedem Kind durch die Armhebeprobe die Schwere des Arms und meldet dies durch entsprechende Kommentare zurück.

Beispiel: »Ich will nun einmal prüfen, wie schwer Dein Arm ist. Oh, tatsächlich, er ist wirklich sehr schwer. Ich brauche ganz viel Kraft, um ihn anzuheben. Nun lasse ich los … und er plumpst wie ein nasser Sack runter.«

Nicht nur psychische Anspannung führt zu höherer Muskelspannung. Es gilt auch der umgekehrte Fall, dass eine Lockerung der Muskulatur mit einem Ruhegefühl einhergeht. Wer schon einmal Massagen bekommen hat, dem ist sicher aufgefallen, dass nach der Massage nicht nur die Muskeln entspannter sind, sondern dass man sich insgesamt ruhiger fühlt. Wir haben es hier mit einem Zusammenhang zwischen Psyche und Körper zu tun, der in beide Richtungen besteht: Die Psyche wirkt auf den Körper und umgekehrt.

Der Ansatzpunkt der PR beruht auf der Wechselbeziehung zwischen psychischer und muskulärer Spannung. Durch das Training soll in systematischer Weise eine Herabsetzung der Spannung der Willkürmuskulatur erreicht werden, wodurch wiederum eine psychische Entspannung hervorgerufen wird. Das vertiefte Ruhegefühl bewirkt seinerseits eine zunehmende Muskelentspannung, wodurch eine Art Kreisprozess zustande kommt: Je mehr ich meine Muskeln entspanne, desto ruhiger werde ich, und je ruhiger ich werde, desto mehr entspannen sich meine Muskeln.

Erst anspannen – dann entspannen

Bei seinen Forschungen machte Jacobson die Beobachtung, dass auf eine kurzzeitige

Was ist PR? Kurzgefasste Erläuterung für Kinder

PR ist die Abkürzung für Progressive Relaxation. Da der Name etwas kompliziert auszusprechen ist, nennen wir es Progressive Entspannung. Der Erfinder, Dr. Edmund Jacobson, entdeckte, dass innere Unruhe, Stress und Angst zu Anspannungen in den Muskeln führen. Umgekehrt ruft eine lockere, entspannte Muskulatur ein Ruhegefühl hervor. Wir können uns also dadurch in eine lockere und gute Stimmung bringen, dass wir unsere Muskeln entspannen.

Das Grundprinzip besteht darin, dass wir unsere Muskeln kurz anspannen und dann viel länger lockerlassen. Wichtig ist dabei, dass wir gut auf alles achten, was wir fühlen. Durch den Gegensatz zwischen Anspannen und Loslassen wird uns die Entspannung der Muskeln besonders bewusst. Wir fühlen uns lockerer und gelöster, wodurch sich die Muskeln noch mehr entspannen. Je mehr wir unsere Muskeln entspannen, desto ruhiger werden wir, und je ruhiger wir werden, desto mehr entspannen sich unsere Muskeln. Wir können also lernen, uns körperlich und seelisch tief zu entspannen und dadurch gut drauf zu sein.

Anspannung einer Muskelgruppe mit der Zeit eine vertiefte Entspannung folgt. Diesen Zusammenhang zwischen muskulärer Anspannung und darauffolgender vertiefter Entspannung nutzte er für das von ihm entwickelte Entspannungstraining. Das Grundprinzip erscheint möglicherweise paradox: Wir erreichen Entspannung durch vorangehende Anspannung. Es ist dabei allerdings zu betonen, dass die Entspannungsphase deutlich länger sein sollte als die Anspannungsphase. Man kann sich das Geschehen am Beispiel eines Pendels verdeutlichen: Wenn man ein Pendel in eine Richtung zieht und loslässt, dann schwingt es zurück, und zwar über den Ausgangspunkt hinaus. Ähnlich folgt auf eine kurzzeitige Anspannung einer Muskelgruppe nach dem Loslassen eine vertiefte Entspannung, wenn man sich genügend Zeit lässt.

Der Entspannungsprozess kann dadurch unterstützt werden, dass man seine Aufmerksamkeit möglichst genau auf den Wechsel von Anspannung und Entspannung richtet. Zunächst geht es darum, genau darauf zu achten, wie man die Spannung empfindet. Dann sollte man sich nach dem Loslassen auf das angenehme Entspannungsgefühl konzentrieren. Im Geiste kann man Vergleiche anstellen: »Wie fühlen sich (beispielsweise) der Unterarm und die Hand nun im Unterschied zu eben an?« Durch diese Konzentration auf die individuell sehr unterschiedlichen Entspannungsgefühle lässt sich das Ruheerleben vertiefen.

Für welches Alter eignet sich PR?

Bei Kindern unter 12 Jahren sind erfahrungsgemäß nur Kurzformen der Progressiven Relaxation möglich. Die Konzentrationsfähigkeit der Kinder wird durch Langformen mit 16 oder 20 Übungsschritten in aller

Regel überfordert. Sie haben meist auch schlicht keine Lust zu langwierigen Übungen. Zwar ist das Training mit Kurzformen nicht ganz so gründlich und umfassend, aber es nimmt weniger Zeit in Anspruch. Außerdem ist der Übungsablauf von Kurzübungen recht unkompliziert und leichter zu merken.

Ab einem Alter von etwa 6 bis 8 Jahren können Kinder erfahrungsgemäß PR erlernen. Allerdings ist – wie bereits oben erwähnt – auf kindgerecht aufbereitete Kurzübungen zurückzugreifen. Besonders günstig ist es, das Training in die Rahmenhandlung einer Entspannungsgeschichte einzukleiden, um die Motivation zum Üben zu erhöhen. Es gibt keine feste Untergrenze, wann mit den Übungen begonnen werden kann. Die individuelle kognitive und affektive Entwicklung des Kindes spielt natürlich eine entscheidende Rolle. Manche gut entwickelte 5- oder 6-jährige Kinder profitieren bereits von den Übungen, während einige 8-jährige vielleicht noch Probleme haben, das Vorgehen zu verstehen. Oder sie bringen noch nicht die nötige Geduld und Konzentrationsfähigkeit mit. Besonders die vorgestellten Entspannungsgeschichten bieten die Möglichkeit, sich spielerisch an das Training heranzutasten. Hierbei kann abgeschätzt werden, ob die Übungen schon etwas für das Kind sind oder ob es hiervon noch überfordert ist.

Bisher gibt es für Kinder – anders als für Erwachsene – relativ wenige Studien zu den Wirkungen der PR. Befunde deuten aber darauf hin, dass neben Stress- und Spannungsabbau auch Verbesserungen der Konzentrationsleistung erreicht werden. Außerdem wird die Bewältigung von Ärger und Aggressionen unterstützt sowie eine Erhöhung der Frustrationstoleranz erreicht.

Eine Altersobergrenze gibt es für die hier vorgestellten Übungen im Grunde nicht, da der Aufbau der Übungsprogramme dem Training für Erwachsene entspricht. Lediglich die Sprache ist der Sprechweise von Kindern angepasst worden. Selbstverständlich können auch junge und jung gebliebene Erwachsene mit den hier vorgestellten Programmen üben. Dies hat den großen Vorteil, dass auch Eltern, Pädagogen und Erzieher mit den Kindern gemeinsam üben können.

Wann sollte von PR abgesehen werden?

Schwerwiegende Probleme sind bei der PR sehr selten. Wenn es Kindern keinen Spaß macht, wenn sie sich nicht dafür interessieren, dann werden sie in aller Regel auch keine Bereitschaft zeigen, die Übungen mitzumachen. Den Kindern sollte das Training nicht aufgedrängt werden. Vielmehr hat ein kindgerechtes Angebot das Ziel, das Interesse der Kinder zu wecken, sich etwas Gutes zu tun. Wenn es sich für sie gut anfühlt, werden sie gerne bereit sein, sich auf die Übungen einzulassen. Natürlich sollten die Kinder in der Lage sein, kindgerechte Erklärungen zu Methode und Wirkungsweise der Übungen verstehen zu können. Ein für das Verständnis noch nicht ausreichender Entwicklungsstand oder ausgeprägte Intelligenzmängel können Hindernisse sein. Auch im Falle von gravierenden körperlichen und/oder psychischen Störungen könnten die Übungen möglicherweise zumindest anfangs ungünstig wirken. Beispielsweise könnte bei starken körperbezogenen Ängsten die Konzentration auf den eigenen Körper in Verbindung mit Ruhe angstverstärkend wirken. Häufig bessern sich diese

Ängste mit der Wiederholung der Übungen, andernfalls sollte von PR abgesehen werden. Es empfiehlt sich bei Unsicherheiten in der Beurteilung die Rücksprache mit den behandelnden Ärzten und/oder Therapeuten.

- Psychiatrische Erkrankungen: Kontraindikationen bei akuten Psychosen, bei gravierenden, endogenen, gehemmten Depressionen und bei schwerwiegenden Zwangssyndromen.
- Asthma bronchiale: Die betroffenen Bronchiolen können sich bei zunehmender Entspannung möglicherweise verengen, wodurch die Atmung zusätzlich beeinträchtigt werden könnte. Daher sollte in diesen Fällen am besten vor Übungsbeginn der Rat des behandelnden Arztes eingeholt werden.
- Schwere akute Magen-Darm-Erkrankungen: Bei Magen- und Darmgeschwüren sowie Colitis sollte im akuten Stadium ebenfalls der behandelnde Arzt um Rat gebeten werden. Eine verbesserte Entspannungsfähigkeit führt meist zu vermehrter Durchblutung des Magen-Darm-Traktes sowie zu einer verstärkten Peristaltik. Diese Veränderungen sind im Normalfall günstig, bei schweren Erkrankungen können sich jedoch besondere Bedingungen ergeben, die beachtet werden sollten. Meist kann nach Abklingen der schweren, akuten Symptomatik das Training aufgenommen werden.
- Herz- und Kreislauferkrankungen: Bei angeborenen oder erworbenen schwerwiegenden Herzklappenfehlern oder anderen schweren Herz-Kreislauf-Erkrankungen sollte Rücksprache mit dem Arzt gehalten werden. In diesen Fällen könnte beispielsweise eine übermäßig starke Anspannung von Muskeln zu einer Überforderung des geschwächten Herz-Kreislauf-Systems führen. Oft lässt sich das Problem einer drohenden Selbstüberforderung dadurch lösen, dass eine individuell angemessene Anspannungsintensität eingeübt und »Pressatmung« unterlassen wird.
- Epilepsie: Bei Kindern mit Epilepsie ist nach Ansicht mancher Experten Vorsicht beim Training geboten. Wie oben ausgeführt, wirkt sich das Entspannungstraining auf die Tätigkeit des Gehirns aus. Bei bestimmten Formen von Anfallserkrankungen treten die Anfälle gehäuft nach dem Schlafen in der Phase des Aufwachens auf. Da das Training auch einmal ungewollt in den Schlaf übergehen kann, ist unter Umständen das Anfallsrisiko nach dem Erwachen erhöht. Allerdings gilt dies natürlich auch für Schlafphasen, die ohne Entspannungstraining zustande kommen.
- Andere Experten sehen diese Gefahren nicht und betonen, dass die PR als Begleittherapie bei epilepsiekranken Kindern großen Wert habe. Dementsprechend belegen amerikanische Studien die Wirksamkeit der PR bei Epilepsie in beeindruckender Weise. Im Vergleich zu einer Kontrollgruppe konnte durch PR als Begleittherapie die Anfallshäufigkeit um 29 % gesenkt werden.
- Am besten ist wiederum die Besprechung mit dem behandelnden Nervenarzt.

Geeignete Übungssituationen für Kinder

Es erleichtert Kindern den Einstieg, wenn zu Beginn in einem möglichst ruhigen Raum ohne Störungen geübt wird. Je jünger die Kinder sind, desto leichter lassen sie sich durch störende Geräusche, helles Licht usw. ablenken. In diesen Fällen sollte für möglichst viel Ruhe gesorgt und der Raum durch das Zuziehen von Gardinen leicht abgedunkelt werden.

Die Kinder sollten mit der Zeit daran gewöhnt werden, auch in Alltagssituationen üben zu können, in denen nicht gerade tiefste Ruhe herrscht. Kinder ab etwa 8 Jahren können mit einiger Übung eine Einstellung entwickeln, die störenden Umweltgeräuschen eine immer geringere Bedeutung zumisst. Jeder kennt wahrscheinlich die Erfahrung, dass das, was man bewusst hört, stark davon abhängt, wie intensiv man hinhört. Ich kann von einem Buch oder einem Gespräch so fasziniert sein, dass ich wesentlich weniger von dem mitbekomme, was um mich herum vor sich geht, als wenn ich genau auf jedes Geräusch achten würde. Am besten ist es, mit dem Üben im wohlverstandenen Sinne egoistischer zu werden und dem eigenen Erleben der vertieften Ruhe eine möglichst hohe Bedeutung beizumessen; dadurch werden belanglose Geräusche immer gleichgültiger. Man kann diese Haltung dadurch unterstützen, dass man sich zu Beginn der Übung innerlich sagt: »Geräusche sind mir jetzt egal.« Ich kann zwar meine Ohren nicht verschließen, aber ich kann meine Einstellung zu dem, was ich höre, ändern. Diese innere Haltung sollte den Kindern in Einzel- oder Gruppengesprächen nahegebracht werden, damit sie die Übungen nicht nur in völlig ruhigen und abgeschirmten Situationen durchführen können.

Sport, Spiel – Entspannung

Körperliche Aktivität ist eine günstige Vorbereitung auf das Entspannungstraining. Insbesondere jüngere Kinder haben einen starken Bewegungsdrang, der vor Beginn der Entspannungsübungen befriedigt werden sollte. Die Kinder sind wesentlich aufnahmebereiter für die Übungen, wenn sie sich zunächst beispielsweise in Bewegungsspielen austoben konnten. An eine körperlich aktive Phase schließt sich eine Ruhephase harmonisch an.

Zur Rolle von Eltern, Pädagogen und Therapeuten

Unterschiede gibt es dahin gehend, ob PR vorbeugend und zur Verbesserung des allgemeinen Wohlbefindens und der Leistungsfähigkeit eingesetzt wird oder ob man bestehende Krankheiten und Störungsbilder therapeutisch behandeln will. Ein Einsatz mit therapeutischer Zielsetzung kann sinnvollerweise nur entsprechend ausgebildeten Therapeuten vorbehalten bleiben. Zur Prävention und zur Befindens- und Leistungsverbesserung können aber auch Eltern, Pädagogen und Erzieher das Verfahren einsetzen. Natürlich sollten sie mit der PR vertraut sein und diese am besten auch für sich selbst praktizieren. Nur so können sie Kindern das Training vermitteln und als positive Vorbilder wirken.

In jedem Fall spielt die Art der Beziehung zwischen dem Kind und dem Erwachsenen, der das Training anleitet, eine entscheidende Rolle. Nur in einem vertrauensvollen Verhältnis lassen sich Kinder auf die Erfahrung von vertiefter Entspannung ein. Es ist daher vor Übungsbeginn zu überdenken, in welcher Beziehung die anleitende Person zum Kind steht. Häufig ist zunächst ein Aufbau von Vertrauen notwendig. Wichtig ist hierbei auch die Art, wie die PR erläutert wird. Die Ausführungen sollten gut verständlich sein und das Verfahren transparent machen. Auf diese Weise können Vorbehalte, Unsicherheiten und Ängste abgebaut werden.

Falls sich zwischen dem Kind und dem Erwachsenen, der die Übungen anleiten will, unmittelbar zuvor eine Auseinandersetzung, ein Streit oder Konflikt ereignet hat, kann das Training in aller Regel nicht durchgeführt werden. Zunächst ist die Klärung der Konfliktsituation notwendig, wobei beide Seiten zufriedengestellt sein müssen.

Von Lehrern, die ihren Schülern das Verfahren nahebringen wollen, ist zu bedenken, wie sie von diesen erlebt werden. Falls Schüler ihren Lehrer beispielsweise als stark fordernde Autoritätsperson empfinden, werden sie mit dem Rollenwechsel beim Entspannungstraining möglicherweise nicht zurechtkommen. Das Resultat könnten Unsicherheit, Befremden und Misstrauen sein. Auf jeden Fall muss der Eindruck vermieden werden, dass die Übungen quasi disziplinarisch eingesetzt werden, um die Klasse endlich einmal zur Ruhe zu bringen.

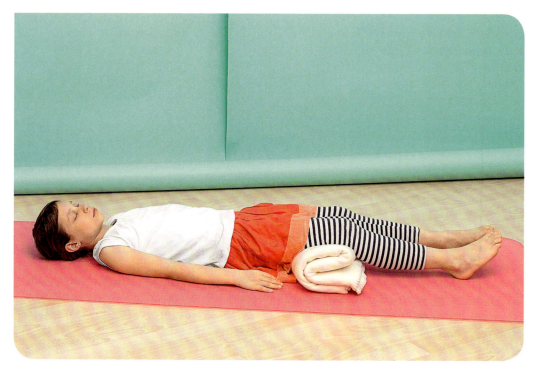

◆ Ich bin völlig entspannt

Die Übungshaltungen

Körperhaltung und Kleidung sollten möglichst bequem sein. Insbesondere empfiehlt es sich, enge Gürtel oder Kleidungsstücke zu lockern. Zum Üben bieten sich Liege- oder Sitzpositionen an, in denen man locker bleiben kann.

Die Liegeposition
Als Liegeposition ist Kindern die Rückenlage zu empfehlen. Dabei können Kopf und Nacken eventuell durch ein Kissen unterstützt werden. Häufig wird es als angenehm erlebt, eine zusammengerollte Decke oder eine Rolle unter die Knie zu legen. Die Arme sollten locker neben dem Körper liegen.

Die Sitzhaltung
Das Üben in der Sitzhaltung ist deshalb von besonderer Bedeutung, weil Kinder nur so in verschiedenen Alltagssituationen üben können. Ein Bett ist nicht immer in der Nähe, aber ein Stuhl, Sessel oder eine sonstige Sitzgelegenheit lässt sich fast immer finden.

Die angelehnte Sitzposition

Für jeden geeignet ist die angelehnte Sitzposition. Dabei sitzt man auf einem Stuhl mit Lehne oder einem Sessel und lehnt sich gut an, sodass der Rücken festen Halt findet. Die Füße sollten in bequemem Abstand nebeneinander fest auf dem Boden stehen, wobei die Sitzhöhe am besten so ist, dass die Knie etwa einen rechten Winkel bilden. Die Arme können locker auf den Sessellehnen oder Oberschenkeln ruhen; sie sollten sich jedoch nicht berühren. Der Kopf kann leicht nach vorn sinken oder eventuell an eine Kopfstütze angelehnt sein. Am besten sollten die Kinder ermutigt werden, mit der Haltung ein wenig zu experimentieren, bis sie eine bequeme Stellung gefunden haben.

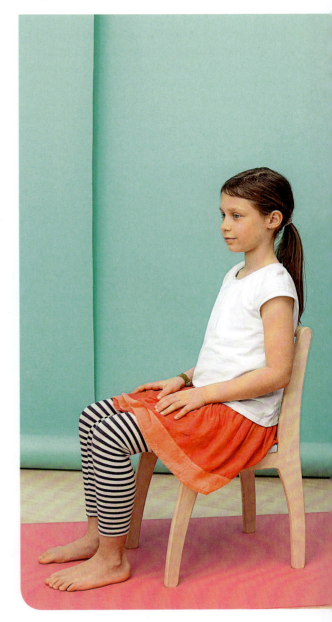

⬆ Angelehnt auf einem Stuhl sitzen

Die Droschkenkutscherhaltung

Falls nur ein Hocker oder eine Sitzgelegenheit ohne Lehne vorhanden sein sollte, kann man ebenfalls üben. Hier empfiehlt sich die von Professor Schultz für das Autogene Training vorgeschlagene »Droschkenkutscherhaltung«. Diese Sitzhaltung kann mit Kindern ab etwa 12 Jahren eingeübt werden. Hierfür setzt man sich beispielsweise auf einen Hocker, sodass die Füße in bequemem Abstand nebeneinander auf dem Boden stehen. Dann richtet man sich mit dem Einatmen auf und lässt sich mit dem Ausatmen zusammensinken, wobei der Oberkörper so ausgerichtet ist, dass man möglichst in Balance ist und keine oder nur wenig Kraft braucht, um sich auf dem Hocker zu halten. Man sollte sich sozusagen im Gleichgewicht hängen lassen. Diese Haltung eignet sich allerdings nicht für jeden. Insbesondere bei stärkeren Wirbelsäulenbeschwerden können Schmerzen auftreten, sodass diese Haltung dann ungeeignet ist und man auf die angelehnte Sitzhaltung zurückgreifen sollte.

Übungsablauf

Das Schließen der Augen erleichtert die Übung, da man auf diese Weise einen großen Teil der Außenreize ausblendet und sich besser auf die inneren Vorgänge einstellen kann. Falls ein Kind jedoch wegen der ungewohnten Übungen zunächst die Augen nicht schließen mag, sollte das akzeptiert werden. In diesem Fall ist es empfehlenswert, zunächst mit offenen Augen zu üben. In aller Regel ist es dann mit zunehmender Vertrautheit des Übungsablaufs schon bald ohne Schwierigkeiten möglich, die Augen ohne Zwang zufallen zu lassen. Für manche Kinder ist es auch eine Hilfe, wenn sie sich bewusst machen, dass sie die Übung natürlich jederzeit beenden können und damit immer die Kontrolle über das Geschehen behalten. Wie man die Übung am besten beendet, wird weiter unten beschrieben.

⬆ Die Droschkenkutscherhaltung

Die Übungen der Progressiven Relaxation

Die folgenden Übungsanleitungen richten sich an Kinder. Sie sind in einer Form abgefasst, die den Bedürfnissen und Vorstellungen von Kindern entsprechen. Neben den reinen Übungsprogrammen der Progressiven Relaxation gibt es zwei Geschichten, in die das Entspannungstraining eingebettet ist. Diese Geschichten können die Motivation der Kinder zum Üben erhöhen und sie spielerisch an das Training heranführen.

Das Grundprinzip Anspannung und Entspannung bei der PR

- Muskeln jeweils für etwa 5–10 Sekunden anspannen.
- Die Anspannung soll deutlich spürbar sein, ohne in übermäßige Anstrengung oder gar Verkrampfung überzugehen.
- Möglichst normal weiteratmen.
- Nach etwa 5–10 Sekunden die Spannung wieder vollständig lösen.
- Für etwa ein halbe Minute ausruhen.
- Dabei auf die Empfindungen in den jeweiligen Muskeln achten.
- Besonders die Veränderungen in den Empfindungen erspüren, die auf die vollständige Lösung der Muskeln folgen.

Durch die Konzentration auf die Entspannungsempfindungen und ein Genießen der Übung lässt sich der Ruhezustand deutlich vertiefen. Auch aus diesem Grund ist es wichtig, dass die Entspannungsphase deutlich länger dauert als die Anspannungsphase: Der Schwerpunkt soll auf der Entspannung liegen. Die einzelnen Übungen können bei Bedarf ein- bis zweimal wiederholt werden.

Wie fühlt sich Entspannung an?

Durch die auf die willkürliche Anspannung der Muskeln folgende Lockerung kommt es wegen des provozierten Kontrasterlebnisses meist zu recht deutlichen Entspannungsempfindungen. Diese sind allerdings individuell unterschiedlich und es kann sein, dass manche der feinen Entspannungsempfindungen erst mit der Zeit genauer wahrgenommen werden. Viele Kinder berichten von Wärmegefühlen, angenehmer körperlicher Schwere, Prickeln oder Pulsieren. Manchen fällt es aber auch schwer, das Entspannungserlebnis genauer in Worte zu fassen, es wird dann meist ein angenehmes Ruhegefühl beschrieben.

»Na, wie war's?« Äußerungen von Kindern über das Übungserlebnis:

- »Ich war ganz müde.«
- »Ich habe mich ruhig und wohl gefühlt.«
- »Meine Arme und Beine waren schön warm.«
- »Irgendwie hat sich alles so schwer angefühlt.«
- »Es war gut, wann üben wir das nächste Mal?«
- »Alles war so schön leicht.«
- »In den Fingern hat es so lustig gekribbelt.«
- »Jetzt bin ich ganz ausgeruht.«

In dem am Ende der Übungen erreichten vertieften Ruhezustand können die Kinder je nach Belieben und der zur Verfügung stehenden Zeit länger oder kürzer bleiben. Insbesondere bei jüngeren Kindern sollten die Übungen jedoch nicht zu lange ausgedehnt werden, da diese dann leicht einschlafen. Sie könnten sich durch eine zu lange Ruhephase auch überfordert, gelangweilt oder geängstigt fühlen.

Alles hat ein Ende – die Zurücknahme
Die Übung wird durch bewusste Aktivierung beendet:

- Arme mehrmals fest anbeugen und recken, strecken, rekeln
- mehrmals tief durchatmen
- Augen öffnen

Kinder haben nach Ruhephasen meist ein gesteigertes Bewegungsbedürfnis. Insofern ist es für sie kein Problem, sich an das Rücknahmeritual zu gewöhnen. Die in jedem Augenblick mögliche »Zurücknahme« führt zu einem Gefühl von Erfrischung und neuer Kraft, wenn die Bewegungen betont aktiv erfolgen. Falls ein Kind dennoch müde und schlapp sein sollte, kann man das Zurücknehmen wiederholen, am offenen Fenster tief durchatmen oder Bewegungsspiele machen. Das Zurücknehmen sollte allerdings unterbleiben, wenn das Kind anschließend schlafen will. Dann lässt man den Entspannungszustand in den Schlaf übergehen.

Wie es geht: eine Vorübung

Bevor die Übungen beginnen, kann eine Vorübung das Übungsprinzip klarmachen:

»Mache bitte mit Deiner rechten Hand eine Faust. Spanne die Muskeln deutlich spürbar an, ohne zu verkrampfen. Achte auf das Spannungsgefühl in der Hand und im Unterarm.

Taste nun einmal die angespannte Hand und den Unterarm mit der anderen Hand ab und spüre, wie es sich anfühlt. Spürst Du, wie fest sich die Muskeln des Unterarms anfühlen und wie hart die Faust ist?

Nun lasse die Spannung ganz los und lasse Deinen Arm locker auf dem Oberschenkel ruhen. Lasse Dir einen Moment Zeit, dass sich die Muskeln vollständig lockern können. Achte auf das unterschiedliche Gefühl in der Hand und im Unterarm. Mache Dir auch kleine Veränderungen bewusst.

Taste nun die entspannte Hand und den Unterarm mit der anderen Hand ab. Spürst Du, wie weich und locker sich die Muskeln des Unterarms und die Hand anfühlen?«

Übungsprogramme und Entspannungsgeschichten für Kinder

Für Kinder unter 12 Jahren eignen sich erfahrungsgemäß nur Kurzformen der PR. Ihre Konzentrationsfähigkeit reicht in aller Regel noch nicht aus, um mit der Langform des Trainings zu üben. Die »Kurzübung der PR in 10 Schritten«, mit der wir beginnen, ist für Kinder ab 8–10 Jahren geeignet. Sie dauert etwa 10–15 Minuten und stellt einen guten Kompromiss zwischen intensivem Üben und Zeitökonomie dar.

Als Einstieg in das Entspannungstraining haben sich besonders Übungsprogramme bewährt, die in eine Rahmenhandlung eingebunden sind. Diese Entspannungsgeschichten nutzen die Vorstellungskraft der Kinder und erhöhen ihre Motivation zum Üben. Das Vorlesen von Geschichten ist Kindern vertraut und sie entspannen sich meist deutlich dabei. Deshalb ist die PR in 10 Schritten in die Geschichte »Beim Sportfest locker mehr leisten« eingebettet.

Daran schließt sich die Geschichte »Abenteuer in der Südsee« mit der PR in 7 Schritten an, die schon für Kinder ab 6–8 Jahren geeignet ist und etwa 7–10 Minuten dauert.

Kurzübung der PR in 10 Schritten ab 8–10 Jahren

Folgende Muskelgruppen werden einbezogen: Unterarme, Oberarme (Bizeps), Oberarme (Trizeps), Schultern, Gesicht, Rückenmuskeln, Bauchmuskeln, Oberschenkel- und Gesäßmuskeln, Unterschenkel.

Ein Vorteil dieses Übungsaufbaus liegt darin, dass sich die Reihenfolge der Übungen von selbst ergibt: Auf die Unterarme folgen die Oberarme, dann die Schultern, der Nacken, das Gesicht usw. Diese Anordnung erleichtert Kindern das Üben, da nach einigen Wiederholungen der Ablauf völlig klar ist. Ein Auswendiglernen ist also nicht notwendig.

Die Übung kann in eine Rahmenhandlung eingebettet werden, was insbesondere jüngere Kinder anspricht. In unserem Beispiel geht es um die Teilnahme an einem Sportfest. Dabei versuchen die Kinder, locker zu bleiben, um gute Leistungen zu erzielen. Diese Rahmenhandlung kann bei Bedarf – etwa bei älteren Kindern – weggelassen werden. Am Ende der Übung schließt sich eine »Reise durch den Körper« an, die der Vertiefung der Entspannung dient. Dieser Teil kann ebenfalls bei Bedarf weggelassen werden, etwa dann, wenn die Übungszeit dadurch zu lang erscheint.

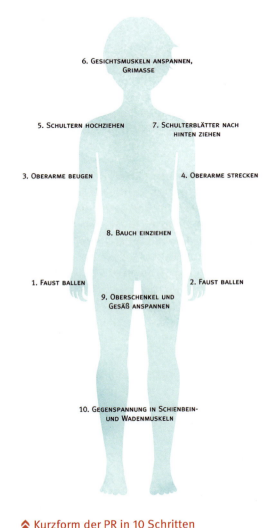

⬆ Kurzform der PR in 10 Schritten

Beim Sportfest

Anleitungstext zur Einstimmung auf die Übungen:

- »Wir wollen uns mithilfe bestimmter Übungen gut entspannen und erholen lernen. Die jetzt folgenden Übungen dauern etwa 15 Minuten.

- Nimm bitte zunächst einmal eine möglichst bequeme Haltung im Sitzen oder im Liegen ein.

- Wenn Du im Sitzen üben möchtest, lehne Dich am besten gut an die Rückenlehne und lege die Arme locker auf die Oberschenkel oder Armlehnen. Stelle die Füße nebeneinander auf den Boden.

- Falls Du liegen möchtest, ist die Rückenlage am besten. Vielleicht ist ein kleines Kissen unter dem Kopf angenehm. Die Arme liegen locker neben dem Körper und die Beine sind ausgestreckt.

- Deine Kleidung sollte einigermaßen bequem sein. Vielleicht möchtest Du noch den Gürtel lockern oder einen Knopf aufmachen?

- Strecke, recke und räkele Dich noch mal so richtig ...

- Atme tief ein und lass die Luft ganz ausströmen. Atme nun ruhig weiter.

- Wenn Du die Augen schließt, kannst Du Dich besser auf Deinen Körper konzentrieren und wirst nicht so leicht abgelenkt. Du kannst die Augen jetzt oder später schließen. Achte darauf, wie Du dasitzt oder liegst ... Willst Du es Dir noch etwas bequemer machen? ... Kannst Du die Muskeln noch etwas mehr loslassen? ... Entspanne Dich so gut wie möglich.

- Gleich werde ich Dich bitten, bestimmte Muskeln für etwa 10 Sekunden gut anzuspannen. Dann sollst Du die Spannung ganz loslassen und für etwa 30 Sekunden ganz entspannt bleiben. Spanne so stark an, dass Du die Spannung deutlich spürst. Aber nur so doll, dass es nicht schmerzt oder verkrampft, sondern guttut.

- Stelle Dir vor, dass in Deiner Stadt ein Sportfest stattfindet. Daran nehmen Deine Freunde und Du teil. Bei den Wettkämpfen wollt Ihr möglichst locker bleiben und gute Leistungen bringen. Deshalb fragt ihr erfahrene Sportler, wie sie es machen.«

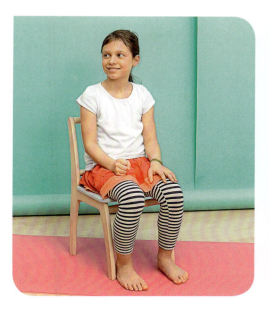
⬆ Erst die eine Hand …

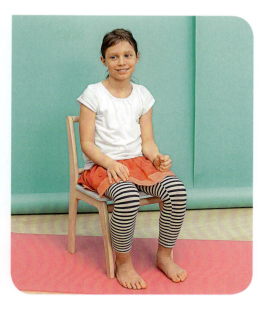
⬆ … dann die andere.

1. Hand und Unterarm

- »Von den Handballern lernt Ihr, die Arme zu entspannen. Achte jetzt auf eine Hand. Es ist egal, ob Du mit der rechten oder linken anfängst. Wie fühlt sich die Hand an … und wie der Unterarm?«

- Anspannung (etwa 5–10 Sekunden): »Balle die Hand nun zur Faust, als ob Du einen nassen Schwamm ausdrückst. Steigere die Spannung, bis Du sie deutlich spürst, ohne zu verkrampfen. Achte darauf, wie es in den Muskeln spannt, wie sie hart und fest sind, im Unterarm … in der Hand…«

- Loslassen (etwa 30 Sekunden): »Jetzt loslassen. Lass den Arm ganz bequem und locker liegen. Spüre das unterschiedliche Gefühl im Unterarm, … in der Hand, … in den Fingern. Lass Dir etwas Zeit, damit sich die Muskeln noch ein wenig mehr lösen können. Lass ganz los …«

2. Andere Hand und anderer Unterarm

- »Nun konzentriere Dich auf die andere Hand. Wie fühlt sich die Hand in diesem Moment an … und wie der Unterarm? Anspannung (etwa 5–10 Sekunden): Balle die Hand zur Faust. Achte auf das Spannungsgefühl im Unterarm …, in der Hand …, in den Fingern.«

- Loslassen (etwa 30 Sekunden): »Jetzt loslassen. Lass den Arm ganz bequem und voll locker liegen. Spüre das unterschiedliche Gefühl im Unterarm, … in der Hand, … in den Fingern. Lass Dir etwas Zeit, damit sich die Muskeln noch ein wenig mehr lösen können. Lass ganz los …«

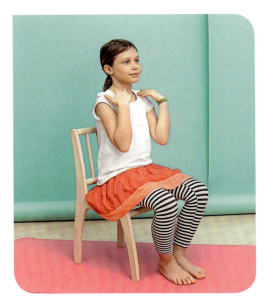
⬆ Die Arme beugen …

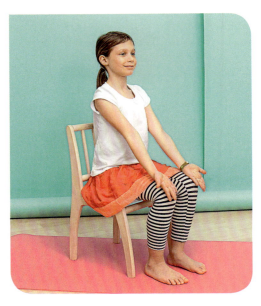
⬆ … und strecken.

3. Oberarme (Bizeps)

- »Von den Gewichthebern lernt Ihr, die Oberarme zu entspannen. Konzentriere Dich als Nächstes auf die Oberarme. Achte darauf, wie sie sich anfühlen …«

- Anspannung (etwa 5–10 Sekunden): »Beuge beide Arme in Richtung Schultern, als wenn Du etwas zu Dir heranziehst, und spanne die Muskeln der Oberarme an, wobei die Hände möglichst locker bleiben. Spüre die Spannung in den Oberarmen …«

- Loslassen (etwa 30 Sekunden): »Jetzt wieder voll loslassen und die Arme bequem liegen lassen. Achte darauf, wie es sich jetzt in Deinen Armen anfühlt, und spüre das unterschiedliche Gefühl: die Lockerung und Lösung der Oberarmmuskeln. Vielleicht kannst Du noch ein wenig mehr loslassen …«

4. Oberarme (Trizeps)

- »Achte auf die Rückseite Deiner Oberarme. Wie fühlen sich die Oberarme in diesem Moment dort an …?

- Anspannung (etwa 5–10 Sekunden): »Drehe Deine Hände herum, sodass die Handinnenflächen nach oben zeigen, und strecke die Arme. Die Arme ganz gerade machen und gegen die Unterlage oder die Oberschenkel drücken. Achte darauf, wie es in den Muskeln der Oberarme spannt …«

- Loslassen (etwa 30 Sekunden): »Jetzt wieder voll loslassen und die Arme bequem zurücksinken lassen. Achte darauf, wie es sich in den Oberarmen anfühlt, wenn Du ganz lockerlässt. Lass Dir die Zeit, dass sich die Muskeln ganz lösen können …«

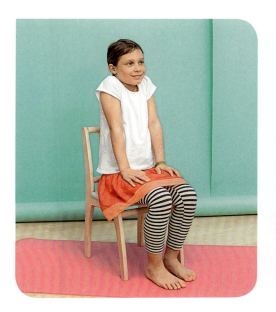

⬥ Die Schultern bis zu den Ohren.

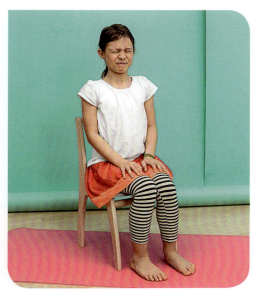

⬥ Ein Knautschgesicht machen.

5. Schultern

- »Von den Schwimmern lernt Ihr, die Schultern zu entspannen. Nun wende Dich bitte den Schultern zu. Spüre, wie sich dieser Körperbereich anfühlt ...«

- Anspannung (etwa 5–10 Sekunden): »Ziehe die Schultern ganz hoch in Richtung der Ohren, sodass die Schultern die Ohren fast berühren. Achte darauf, wie es in den Schulter- und Nackenmuskeln spannt ...«

- Loslassen (etwa 30 Sekunden): »Und jetzt wieder voll loslassen. Die Schultern sinken ganz zurück. Wie fühlt es sich nun an, wenn Du die Schultern ganz loslässt? Empfinde und genieße das angenehme Gefühl, wenn sich die Muskeln lockern und lösen ...«

6. Gesicht

- »Von den Tänzerinnen lernt Ihr, das Gesicht zu entspannen. Wie fühlt es sich in Deinem Gesicht an?«

- Anspannung (etwa 5–10 Sekunden): »Beiß die Zähne aufeinander, kneif die Augen zusammen und spanne die Gesichtsmuskeln an, indem Du eine Grimasse machst.«

- Loslassen (etwa 30 Sekunden): »Jetzt wieder voll loslassen. Empfinde und genieße die Lockerung und Lösung des Gesichts. Lass Dein Gesicht ganz gelöst, ganz glatt sein: die Stirn, die Augen, die Wangen, den Mund, wobei der Mund sich leicht öffnen kann.«

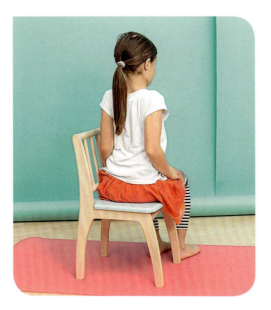
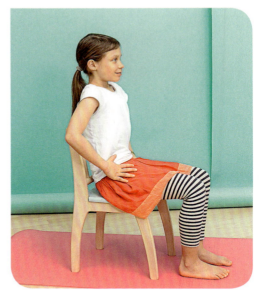

⬆ Den Rücken ganz gerade machen. ⬆ Den Bauch ganz einziehen.

7. Rückenmuskeln

- »Von den Turnern lernt Ihr, den Rücken zu entspannen. Wie fühlt es sich im Moment im Rücken an?«

- Anspannung (etwa 5–10 Sekunden): »Spanne die Rückenmuskeln an, mache Dich ganz gerade und ziehe die Schulterblätter nach hinten zur Wirbelsäule hin zusammen. Spüre, wie es in den Rückenmuskeln spannt, wie sie ganz fest sind ...«

- Loslassen (etwa 30 Sekunden): »Jetzt die Spannung wieder voll loslassen. Lass die Rückenmuskeln ganz locker. Achte auf das angenehme Gefühl, wenn sich die Rückenmuskeln lockern, lösen und ganz weich sind ...«

8. Bauchmuskeln

- »Von den Bodenturnerinnen lernt Ihr, die Bauchmuskeln zu entspannen. Wie fühlt es sich hier in diesem Moment an?«

- Anspannung (etwa 5–10 Sekunden): »Spanne Deine Bauchmuskeln an, indem Du den Bauch nach innen ziehst, als ob Du eine enge Hose zukriegen willst. Achte auf das Spannungsgefühl in den Bauchmuskeln ...«

- Loslassen (etwa 30 Sekunden): »Lass ganz locker. Lass Deine Bauchmuskeln sich voll lösen, ganz locker und weich sein. Achte auf das angenehme Gefühl und genieße die Lockerung und Lösung der Bauchmuskeln ...«

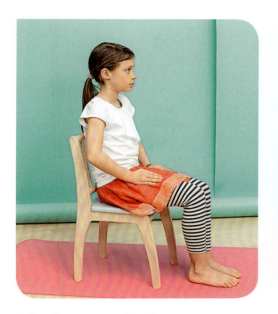

⬆ Den Po zusammenkneifen.

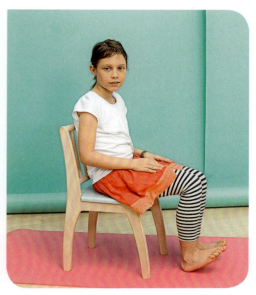

⬆ Die Zehenspitzen heranziehen.

9. Oberschenkel- und Gesäßmuskeln

- »Von den Läufern lernt Ihr, die Oberschenkel- und Gesäßmuskeln zu entspannen. Wende Dich bitte Deinen Beinen zu. Wie fühlen sie sich in diesem Moment an?«

- Anspannung (etwa 5–10 Sekunden): »Spanne Deine Gesäß- und Oberschenkelmuskeln an. Kneife die Pobacken zusammen und mach die Oberschenkelmuskeln hart. Achte darauf, wie es in den Muskeln spannt, wie sie fest und hart sind ...«

- Loslassen (etwa 30 Sekunden): »Jetzt wieder voll loslassen. Die Beine finden in eine ganz bequeme Haltung zurück. Spüre und genieße das angenehm lockere, gelöste Gefühl in den Gesäß- und Oberschenkelmuskeln. Lass Dir etwas Zeit, damit sich die Muskeln vielleicht noch ein wenig mehr lockern können. Lass ganz los ...«

10. Unterschenkel

- »Von den Hochspringern lernt Ihr, die Unterschenkel zu entspannen. Wie fühlt es sich in Deinen Unterschenkeln an?«

- Anspannung (etwa 5–10 Sekunden): »Lass die Beine so liegen, wie sie liegen, und ziehe die Zehenspitzen und Füße nach oben in Richtung Gesicht. Achte darauf, wie es in Deinen Unterschenkeln spannt, wie es hart und fest ist. Spüre das Spannungsgefühl in den Muskeln ...«

- Loslassen (etwa 30 Sekunden): »Und jetzt wieder voll loslassen. Die Beine ganz locker liegen lassen. Wie fühlen sich die Unterschenkel nun an, wenn Du ganz loslässt, ganz lockerlässt? Spüre und genieße das angenehme Gefühl in den Unterschenkeln. Spüre, wie sich der Körper Muskelgruppe für Muskelgruppe mehr und mehr gelöst und gelockert hat ... Genieße die angenehme Entspannung ...«

Reise durch den Körper

»Du kannst Dich vielleicht noch etwas mehr entspannen, indem Du die verschiedenen Körperbereiche im Geiste noch einmal durchgehst.

- Achte zunächst noch einmal auf die Füße. Wie fühlt es sich hier an …? Weiter zu den Unterschenkeln. Was spürst Du hier … ? Wie ist es in den Oberschenkeln …? Spüre die Gesäßmuskeln. Wie fühlt es sich hier an …? Wie fühlt es sich im Bereich der Bauchmuskeln an …? Weiter zum Rücken. Was spürst Du hier …? Wie ist es im Bereich der Schultern …? Wie fühlt sich der Nacken an …? Wie ist es im Gesicht? Im Bereich der Stirn …, der Augen …, der Wangen …, der Kiefermuskeln …, des Mundes …. Weiter zu den Oberarmen. Wie fühlen sie sich an? Wie fühlen sich die Unterarme an …? Und schließlich die Hände: Wie fühlt es sich hier an …?

- Lass die Entspannung sich mehr und mehr ausdehnen und verstärken …

- An dieser Stelle kannst Du mit den Übungen aufhören. Du kannst aber auch weiter in der Entspannung bleiben. Wenn Du aufhören willst, machst Du Folgendes:

  - Arme mehrmals fest anbeugen, recken, strecken, räkeln
  - gut durchatmen
  - Augen auf«

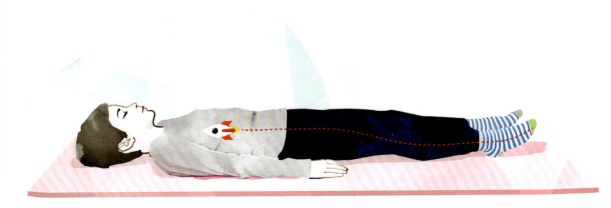

Abenteuer in der Südsee (PR in 7 Schritten)

Die meisten Kinder haben eine ausgeprägte Vorstellungskraft und mögen Märchen und Geschichten. Beim Zuhören entspannen sich Kinder in aller Regel spontan. Daher bietet sich insbesondere bei jüngeren Kindern der Einsatz von Entspannungsgeschichten an. Außerdem ist es ihnen vertraut, dass ihnen eine Geschichte vorgelesen oder erzählt wird.

Aufbau der Entspannungsgeschichte

Bei »Abenteuer in der Südsee« handelt es sich um eine ebenso interessante wie entspannende Geschichte, die Kinder ab ca. 6–8 Jahren anspricht. Die Geschichte wird in der Du-Form erzählt, sodass sich Kinder mit dem Helden identifizieren können. Die Geschichte läuft darauf hinaus, dass das Abenteuer nur in einem völlig entspannten Zustand bestanden werden kann. Daher liegt es nahe, die Entspannungsfähigkeit zu trainieren. Der Zuhörer wird dazu eingeladen, die integrierte Entspannungsübung in 7 Schritten mitzumachen. Durch den Fortgang der Geschichte mit erfolgreicher Beendigung des Abenteuers wird die Durchführung des Entspannungstrainings belohnt. Dies kann die Motivation zum weiteren Üben erhöhen. Außerdem wird in der Geschichte mithilfe eines didaktischen Tricks für eine kleine Überraschung gesorgt. Hierdurch wird deutlich gemacht, dass es auf das längerfristige regelmäßige Üben ankommt, um Erfolg zu haben. Den Kindern wird nahegebracht, dass die geistige Beschäftigung mit erwünschtem Verhalten helfen kann, sein Ziel zu erreichen.

Zur Vorbereitung

Zunächst sollte den Kindern erklärt werden, dass es um eine Entspannungsgeschichte geht, in deren Verlauf sie zu einer Entspannungsübung eingeladen werden. Dann werden mit ihnen die geeigneten Sitz- oder Liegehaltung besprochen und ausprobiert. Damit die Kinder wissen, was sie im Entspannungsteil tun sollen, werden die Übungen vorher noch einmal durchgegangen und der Ablauf wird erläutert.

PR in 7 Schritten für Kinder ab 6 Jahren

Es werden folgende Muskelgruppen einbezogen: Arm (rechts), Arm (links), Schultern, Gesicht, Rumpf, Bein (rechts), Bein (links).

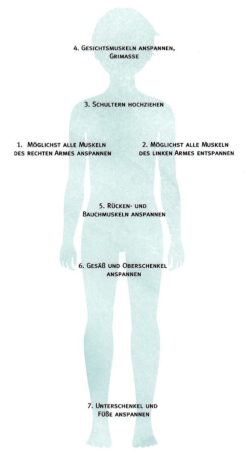

⌃ Kurzform der PR in 7 Schritten

Abenteuer in der Südsee

Stell Dir vor, Du liegst am Strand einer Insel. Eine Palme spendet Dir angenehmen Schatten. Kleine Wellen brechen sich rauschend am Strand.

Wie Du dort hingekommen bist? Deine Eltern haben eine Reise zu einer Trauminsel in der Südsee gewonnen und Dich mitgenommen. Zu dem Gewinn gehört auch ein Tauchkurs. Du hast Dich gerade in der Sonne ausgeruht und gehst nun zur nächsten Stunde des Tauchkurses. Es ist total klasse: Du hast bereits gelernt, mit einer Sauerstoffflasche auf dem Rücken zu tauchen. Heute will Enzo, Dein Tauchlehrer, mit Dir wieder einen Ausflug zu einer Korallenbank machen. Dort wollt Ihr Fische und Unterwasserpflanzen beobachten. Von den herrlich bunten Fischen und Unterwasserpflanzen, die Du bei den letzten Ausflügen gesehen hast, bist Du voll begeistert.

Als Du gerade zu Enzos Hütte am Strand gehen willst, siehst Du das braungebrannte Mädchen mit dem traurigen Gesicht wieder. Sie sitzt unter einer Palme und hat Tränen in den Augen. Du hast sie schon in den letzten Tagen dort so traurig sitzen sehen, mochtest sie aber nicht ansprechen. Heute gibst Du Dir einen Ruck und fragst sie, ob sie traurig ist. Sie wohnt offenbar auf der Insel, kann aber etwas Deutsch sprechen. Du erfährst von ihr, dass ihr kleiner Bruder sehr krank ist. Der Arzt hat gesagt, dass er möglichst bald am Herzen operiert werden muss. Dafür muss er in ein anderes Land geflogen werden, da die schwierige Operation nur dort durchgeführt werden kann. Ihre Eltern sind aber arm und können die vielen Tausend Dollar für den Flug und die Operation nicht bezahlen.

Als Du mit Enzo und den anderen wieder hinausschwimmst und untertauchst, bist Du heute nicht so richtig bei der Sache. Irgendwie geht Dir die Geschichte des traurigen Mädchens vom Strand noch durch den Kopf. Als ihr wieder zurück am Strand seid, fragt Enzo Dich, ob etwas nicht in Ordnung ist. Er hatte bemerkt, dass Du mit den Gedanken woanders warst. Als Du ihm die Geschichte erzählst, kratzt er sich nachdenklich am Kopf. »Ja, das ist eine traurige Geschichte. Ich kenne das Mädchen, sie heißt Namimba. Ihr kleiner Bruder heißt Arkando. Ich würde so gern helfen, aber ich habe nicht so viel Geld. Aber ich hoffe, dass ich den versunkenen Schatz finden werde ...« Du wirst hellhörig. »Was für einen Schatz?« Enzo setzt sich in den Sand und fängt an zu erzählen: »Ein alter Fischer hat mir gesagt, dass Piraten vor langer, langer Zeit hier vor unserer Insel einen Goldschatz versenkt haben. Bis heute hat ihn noch niemand gefunden. Ich fürchte nur, dass es zu lange dauern wird, bis ich den Schatz gefunden habe. Er kann ja überall liegen. Der alte Fischer hat mir auch von einem sehr schlauen, aber sehr scheuen Delfin erzählt. Er meint, dass er bei der Suche helfen könnte. Wir müssten ihm nur einen goldenen Ring zeigen, dann würde er schon wissen, wonach wir suchen, und würde uns zur Schatztruhe führen. Der Delfin kommt aber nur, wenn man ganz, ganz ruhig und entspannt ist. Er merkt es sofort, wenn man auch nur ein ganz kleines bisschen aufgeregt ist. Dann kommt er nicht, oder schwimmt gleich weg. Ich habe mir schon ganz große Mühe gegeben, ruhig und entspannt zu sein. Aber der Delfin ist höchstens einmal auf 20 Meter herangekommen und immer gleich weggeschwommen. Wenn ich nur wüsste, wie ich so ruhig und entspannt werden könnte, dass sich der scheue Delfin herantraut.«

Als Du Deinen Freunden abends im Hotel die Geschichte von dem kranken Arkando und dem scheuen Delfin erzählst, kommt Dein Freund auf eine Idee: »Ich habe hier im Hotel einen Mann kennengelernt, der vielleicht helfen kann. Er ist Psychologe und kennt sich damit aus, wie man sich tief entspannen und ganz ruhig werden kann.«

Als Du dem Psychologen Dr. Locker die Geschichte erzählst, ist er gleich bereit zu helfen. Gemeinsam geht ihr am nächsten Morgen zu Enzos Hütte. Enzo freut sich über die Hilfe und möchte wissen, was zu tun ist.

Ihr zieht Eure Taucheranzüge an. Dann beginnt Dr. Locker mit dem Entspannungsunterricht, bei dem Du jetzt gleich mitmachst.

Zur Einstimmung auf die Übungen

»Wir wollen uns mithilfe bestimmter Übungen gut entspannen und erholen lernen. Die jetzt folgenden Übungen dauern etwa 7 Minuten.

- Nimm bitte zunächst eine möglichst bequeme Haltung im Sitzen oder im Liegen ein.
- Wenn Du im Sitzen üben möchtest, lehne Dich am besten gut an die Rückenlehne und lege die Arme locker auf die Oberschenkel oder Armlehnen. Stelle die Füße nebeneinander auf den Boden.
- Falls Du liegen möchtest, ist die Rückenlage am besten. Vielleicht ist ein kleines Kissen unter dem Kopf angenehm. Die Arme liegen locker neben dem Körper und die Beine sind ausgestreckt.
- Deine Kleidung sollte bequem sein. Vielleicht möchtest Du noch den Gürtel lockern oder einen Knopf aufmachen?
- Strecke, recke und räkele Dich noch mal so richtig ...
- Atme tief ein und lass die Luft wieder ganz ausströmen. Atme nun ruhig weiter.
- Wenn Du die Augen schließt, kannst Du Dich besser auf Deinen Körper konzentrieren und wirst nicht so leicht abgelenkt. Du kannst sie jetzt oder später schließen.
- Achte darauf, wie Du dasitzt oder liegst ... Willst Du es Dir noch etwas bequemer machen? ... Kannst Du die Muskeln noch etwas mehr loslassen? ... Entspanne Dich so gut wie möglich.
- Gleich werde ich Dich bitten, bestimmte Muskeln für etwa 5–10 Sekunden gut anzuspannen. Dann sollst Du die Spannung ganz loslassen und für etwa 30 Sekunden ganz entspannt bleiben. Spanne so stark an, dass Du die Spannung deutlich spürst. Aber nur so doll, dass es nicht schmerzt oder verkrampft, sondern guttut.«

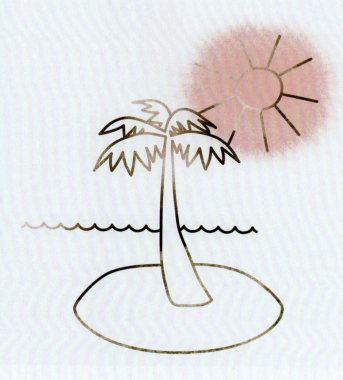

1. + 2. Arme

- »Achte jetzt auf einen Arm. Es ist egal, ob Du mit dem rechten oder linken anfängst. Wie fühlt sich der Arm an?«

- Anspannung (5–10 Sekunden): »Spanne möglichst alle Muskeln des Armes an, indem Du eine Faust ballst, den Arm anwinkelst und Unterarm- und Oberarmmuskeln wie ein Bodybuilder anspannst.«

- Loslassen (etwa 30 Sekunden): »Jetzt voll loslassen. Lass den Arm ganz bequem und ganz locker zurücksinken. Spüre jetzt das Gefühl im Oberarm ..., im Unterarm ..., in der Hand ..., in jedem Finger ... Lass Dir die Zeit, dass sich die Muskeln noch ein wenig mehr lösen können. Lass ganz los ...«

- »Achte nun auf den anderen Arm. Wie fühlt er sich in diesem Moment an?«

- Anspannung (etwa 5–10 Sekunden): »Spanne möglichst alle Muskeln des Armes an, indem Du eine Faust ballst, den Arm anwinkelst und Unterarm- und Oberarmmuskeln wie ein Bodybuilder anspannst.«

- Loslassen (etwa 30 Sekunden): »Jetzt voll loslassen. Lass den Arm ganz bequem und ganz locker zurücksinken. Spüre jetzt das Gefühl im Oberarm ..., im Unterarm ..., in der Hand ..., in jedem Finger ... Lass Dir die Zeit, dass sich die Muskeln noch ein wenig mehr lösen können. Lass ganz los ...«

3. Schultern

- »Nun wende Dich bitte den Schultern zu. Spüre, wie sich dieser Körperbereich anfühlt …«

- Anspannung (etwa 5–10 Sekunden): »Ziehe die Schultern ganz hoch in Richtung Ohren, sodass die Schultern die Ohren fast berühren. Achte darauf, wie es in den Schulter- und Nackenmuskeln spannt …«

- Loslassen (etwa 30 Sekunden): »Und jetzt wieder voll loslassen. Die Schultern sinken ganz zurück. Wie fühlt es sich nun an, wenn Du die Schultern ganz loslässt? Empfinde und genieße das angenehme Gefühl, wenn sich die Muskeln lockern und lösen …«

4. Gesicht

- »Und weiter zum Gesicht. Wie fühlt es sich in Deinem Gesicht an?«

- Anspannung (etwa 5–10 Sekunden): »Beiß die Zähne aufeinander, kneif die Augen zusammen und spanne die Gesichtsmuskeln an, indem Du eine Grimasse machst.«

- Loslassen (etwa 30 Sekunden): »Jetzt wieder voll loslassen. Spüre und genieße die Lockerung und Lösung des Gesichts. Lass Dein Gesicht ganz gelöst, ganz glatt sein: die Stirn, die Augen, die Wangen, den Mund, wobei der Mund sich leicht öffnen kann.«

5. Rumpf

- »Nun konzentriere Dich bitte auf Deinen Rumpf …, auf den Rücken. Wie fühlt es sich hier an? Und wende Dich jetzt den Bauchmuskeln zu. Spüre, wie sich dieser Körperbereich anfühlt …«

- Anspannung (etwa 5–10 Sekunden): »Spanne die Rückenmuskeln an, indem Du die Schulterblätter nach hinten zur Wirbelsäule hin zusammenziehst, und spanne die Bauchmuskeln an, indem Du den Bauch nach innen ziehst. Achte auf das Spannungsgefühl in den Muskeln …«

- Loslassen (etwa 30 Sekunden): »Jetzt wieder voll loslassen. Lass ganz locker. Lass Deine Rückenmuskeln … und die Bauchmuskeln … ganz locker. Achte auf das angenehme Gefühl der Lockerung und Lösung der Muskeln …«

6. Oberschenkel und Gesäßmuskeln

- »Wende Dich nun bitte Deinen Beinen zu. Wie fühlen sie sich in diesem Moment an?«

- Anspannung (etwa 5–10 Sekunden): »Spanne Deine Gesäß- und Oberschenkelmuskeln an. Kneife die Pobacken zusammen und mach die Oberschenkelmuskeln hart. Achte darauf, wie es in den Muskeln spannt, wie sie fest und hart sind …«

- Loslassen (etwa 30 Sekunden): »Jetzt wieder voll loslassen. Die Beine finden in eine ganz bequeme Haltung zurück. Spüre und genieße das angenehm lockere und gelöste Gefühl in den Gesäß- und Oberschenkelmuskeln. Lass Dir etwas Zeit, damit sich die Muskeln vielleicht noch ein wenig mehr lockern können. Lass ganz los …«

7. Unterschenkel

- »Nun weiter zu den Unterschenkeln. Wie fühlt es sich in Deinen Unterschenkeln an?«

- Anspannung (etwa 5–10 Sekunden): »Lass die Beine so liegen, wie sie liegen, und ziehe die Zehenspitzen in Richtung Gesicht. Achte darauf, wie es in Deinen Unterschenkeln spannt, wie es hart und fest ist. Spüre das Spannungsgefühl in den Muskeln ...«

- Loslassen (etwa 30 Sekunden): »Und jetzt wieder voll loslassen. Die Beine ganz bequem liegen lassen. Wie fühlen sich die Unterschenkel nun an, wenn Du ganz lockerlässt? Spüre und genieße das angenehme Gefühl in den Unterschenkeln, wenn sich die Muskeln lockern und lösen ...

- Spüre, wie sich der Körper Muskelgruppe für Muskelgruppe mehr und mehr gelöst und gelockert hat ... Spüre und genieße die angenehme Entspannung ...«

Die Übung beenden

Als Enzo und Du Euch so richtig gut entspannt fühlt, schnallt Ihr die Sauerstoffflaschen auf den Rücken und schwimmt los. Ihr taucht unter und gleitet ganz ruhig und entspannt durch das angenehm warme und in der Sonne glitzernde Wasser. Herrlich, diese wunderbar bunten Fische und Pflanzen. An Schwärmen schönster Fische und prächtigen Korallenbänken kommt Ihr vorbei. Ihr taucht tiefer und tiefer. Dabei fühlt Ihr Euch völlig ruhig und ausgeglichen. Schließlich zeigt Enzo auf einen großen Fisch in der Ferne. Du verstehst: Das ist der Delfin. Er kommt vorsichtig näher und beginnt Euch zu umkreisen. Er zieht engere und engere Kreise. Ihr bleibt ganz ruhig und könnt den schönen Delfin immer genauer betrachten. Schließlich ist er so nah, dass Ihr ihn fast an der Nase streicheln könnt. Es sieht so aus, als ob er Euch freundlich zunicken würde. Enzo nimmt seinen goldenen Ring ab und zeigt ihn dem Delfin. Wieder nickt der Delfin, als wollte er sagen: »Okay, ich habe verstanden. Ihr sucht sicher den Goldschatz.« Er beginnt langsam weiter hinaus ins Meer zu schwimmen und ihr folgt ihm. Ihr gleitet tiefer und tiefer durch das angenehm warme Wasser, bis ihr zu großen mit bunten Korallen bewachsenen Steinen kommt. Als ihr um einen der Steine herumschwimmt, gibt Dir Enzo plötzlich ein Zeichen und zeigt nach unten auf den goldgelben Sand. Da guckt etwas aus dem Sand heraus. Tatsächlich sieht es wie der Griff einer alten Truhe aus. Ist das etwa die Schatztruhe der Piraten? Ihr schwimmt dichter heran und beginnt, mit den Händen den Sand zur Seite zu schieben. Schließlich könnt ihr den Deckel der Schatztruhe öffnen und seid ganz geblendet. Eine Truhe voller glänzender Goldstücke! Einige der Goldstücke steckt Ihr Euch schon mal in die Taucheranzüge. Den Rest werdet Ihr später holen. Vor Freude umarmt ihr Euch im Wasser und streichelt dem Delfin die Nase. Auch er scheint sich zu freuen. Ob der schlaue Delfin weiß, dass das Gold für einen guten Zweck ist? Zufrieden und glücklich schwimmt ihr an den Strand zurück, als ihr plötzlich die Stimme von Dr. Locker hört:

»So, jetzt denken wir daran, die Übung zu beenden. Wir recken, strecken, räkeln uns ganz kräftig. Dann atmen wir tief durch und öffnen die Augen.«

Als Ihr die Augen wieder geöffnet habt, seid ihr vor Erstaunen platt: Ihr seid ganz trocken und es sind auch keine Goldstücke in Euren Taucheranzügen. Dr. Locker lacht:

»Ich habe Euch in der Entspannung erst einmal nur vom Delfin und vom Goldschatz erzählt. Den Schatz werdet Ihr sicher noch finden. Aber erst müsst Ihr die Entspannungsübungen noch einige Male wiederholen und gut erlernen. Dann werdet Ihr so locker und entspannt sein, dass der Delfin wirklich zu Euch kommen wird.

Übrigens könnt ihr vieles leichter und besser schaffen, wenn Ihr Euch den Weg dahin zuerst in der Entspannung gut vorstellt. Es geht dann meist leichter sein Ziel zu erreichen. Trotz Entspannungsübung könntet Ihr Euch ohne Vorbereitung vielleicht doch noch aufregen, wenn Ihr plötzlich dem Delphin begegnet. Deshalb ist es gut, wenn Ihr es erst mal in der Vorstellung übt, auch bei der Begegnung mit ihm ruhig zu bleiben. Morgen ist unsere nächste Übungsstunde.«

Tatsächlich hat Dr. Locker recht. Ihr kommt von Übung zu Übung mit dem Entspannungstraining besser klar und freut Euch schon jedes Mal auf die angenehme und erholsame Ruhe. Hinterher fühlt Ihr Euch immer so erfrischt und gleichzeitig ruhig und ausgeglichen. Nach einiger Zeit ist es dann so weit: Dr. Locker reicht Euch die Sauerstoffflaschen und Ihr taucht los. Und tatsächlich, Ihr bleibt so locker und entspannt, dass sich der scheue Delfin herantraut. Enzo kann ihm seinen Ring zeigen und der Delfin führt Euch zu dem versunkenen Schatz. So könnt Ihr dem traurigen Mädchen und ihrem kleinen, kranken Bruder helfen, bevor Du wieder nach Hause abreisen musst. Schnell spricht sich die Sache auf der Südseeinsel herum. Der Bürgermeister richtet ein riesiges Fest aus, bei dem irre was los ist. Enzo, Dr. Locker und Du, Ihr seid die Ehrengäste und feiert ausgelassen bis spät in die Nacht am Strand unter den glitzernden Sternen.

Kombination mit anderen Entspannungsverfahren

Da es bei der PR um Entspannung geht, ist es vorab wichtig, dem Bewegungsdrang von Kindern durch geeignete spielerische Aktivitäten entgegenzukommen. Eine Möglichkeit besteht darin, vor der Entspannung mit der PR Yoga- und Zapchen-Übungen durchzuführen. Die körperliche Betätigung ist eine gute Vorbereitung auf das folgende Entspannungstraining. Aber auch PR und Autogenes Training (AT) lassen sich mit Gewinn kombinieren, weil sich beide Methoden in günstiger Weise ergänzen. Sie haben einen vertieften, bewussten Ruhezustand als Ziel, das sie jedoch auf unterschiedliche Weise erreichen. Während das Grundtraining der PR auf der Ebene der Willkürmuskulatur ansetzt, geht es bei AT um eine konzentrative, also mentale Übung. Die Kombination erfolgt folgendermaßen: Zunächst werden die PR-Übungen durchgeführt. In der Ruhephase nach der letzten Anspannungs- und Entspannungsübung werden dann AT-Übungen angeschlossen. Als Überleitung kann dienen: »Nun gehen wir über zu den Formeln des Autogenen Trainings … Ich bin ganz ruhig …« Natürlich sollte das Autogene Training zuvor mit den Kindern erarbeitet worden sein. Eine Beschränkung auf die ersten drei Übungen ist aus Zeitgründen sinnvoll.

Entspannungsvertiefung durch Ruhevorstellungen

Für Kinder ist es meist kein Problem, sich etwas bildhaft vorzustellen, das sie mit Ruhe und Entspannung verbinden. Durch derartige Ruhevorstellungen kann das Ruheerlebnis zusätzlich vertieft werden. In einer Gruppe oder im Einzelkontakt können Kinder zu Erlebnissen, Situationen und Vorstellungen befragt werden, die sie mit Ruhe in Verbindung bringen. Hierzu können Erlebnisse in der Natur gehören, wie beispielsweise ein Spaziergang im Wald, ein Sonnenuntergang oder eine Blumenwiese. Aber natürlich werden auch andere Vorstellungen genannt. Kinder berichten über die unterschiedlichsten persönlichen Ruhevorstellungen: Erlebnisse in den Ferien, bestimmte nahestehende Personen, Rumhängen und Nichtstun, Angeln, auf einer Wiese liegen und in die Wolken schauen, sich in einem Boot von den Wellen schaukeln lassen usw.

Es gibt keine allgemeingültigen Ruhevorstellungen. Häufig wirkt bereits das Sammeln von Ruhevorstellungen in der Gruppe deutlich beruhigend, da diese Vorstellungen auf das Erleben der Kinder ausstrahlen. Um das Gespräch in Gang zu bringen, kann der Leiter eigene Erfahrungen mitteilen oder die Einfälle anderer Kinder berichten. Auch Bildmaterial wie z. B. Kalenderfotos oder Bildbände über die Natur können eine Einstimmungshilfe sein. Gegen Ende der Übungen vor der Zurücknahme kann eine Ruhevorstellung das Entspannungserleben vertiefen. Oft kristallisiert sich mit der Zeit eine bestimmte individuelle Ruhevorstellung heraus. Dadurch, dass die Kinder lernen, sich auf ihre Ruhevorstellung auch in Alltagssituationen zu besinnen und zu entspannen, haben sie eine Möglichkeit zur aktiven Stressbewältigung.

Allerdings sind Ruhevorstellungen nicht für jedes Kind hilfreich. Sie können eine Hilfe sein, aber man muss nicht damit üben. Manche Kinder empfinden es als angenehm, einfach ohne bestimmte Vorstellungen die vertiefte Ruhe zu genießen.

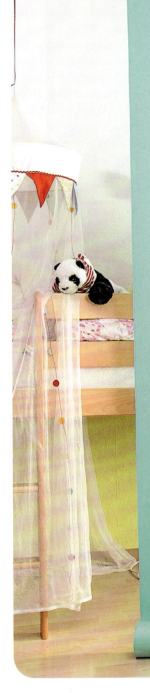

Entstehenlassen eines Ruhebildes in der Entspannung

Die Kinder können auch dazu eingeladen werden, eine Ruhevorstellung in der Ruhephase entstehen zu lassen. Vielleicht entwickelt sich spontan die zuvor gefundene Vorstellung, aber häufig entstehen auch andere, oft überraschende Einfälle. Auch die verschiedenen Sinne, Sehen, Hören, Riechen und Körperempfindungen, können in die Ruhevorstellung einbezogen werden.

Ein entsprechender Ansagetext kann folgendermaßen lauten:

»Vielleicht möchtest Du auch eine Ruhevorstellung im Geiste entstehen lassen. Was bedeuten für Dich Ruhe und Wohlbefinden ...? Wo erlebst Du Ruhe oder hast Du Ruhe erlebt? Vielleicht entsteht in Dir ein Bild oder eine Vorstellung oder eine Erinnerung ... Es kann eine Situation aus der Natur sein oder es kann mit Menschen zusammenhängen ... Es kann dem Augenblick entstammen oder auch länger zurückliegen ... Vielleicht wird Deine Ruhevorstellung auch deutlicher und deutlicher ... Welche Farben und Formen gehören dazu? ... Gibt es Geräusche, die mit dieser Situation verbunden sind? ... Gibt es Gerüche, die zu dieser Situation gehören? ... Gibt es bestimmte Körperempfindungen wie beispielsweise die Wärme der Sonne auf der Haut oder das Spüren eines angenehm kühlen Lufthauches auf der Stirn oder im Gesicht? ...

Vielleicht werden die Vorstellung, die damit verbundene Ruhe und das Wohlbefinden immer deutlicher und deutlicher ... Spüre die angenehme Ruhe ...«

Übung mit einer bestimmten Ruhevorstellung

Eine Möglichkeit besteht darin, sich direkt auf die Ruhevorstellung am Ende der Übung vor der Zurücknahme zu konzentrieren. Hierfür kann beispielsweise folgende Ansage gegeben werden: »Wie sich die Muskeln mehr und mehr gelöst und gelockert haben, kann es auch sein, dass der Geist ruhiger und stiller geworden ist. Vielleicht vertieft sich Deine Entspannung noch mehr, wenn Du Dir Dein Ruhebild oder Ruheerlebnis vorstellst.«

Wie der Lernprozess gefördert werden kann

Die Vermittlung an Kinder sollte sich an deren individuellen Bedürfnissen und Besonderheiten orientieren und nicht schematisch erfolgen. Dies bedeutet auch eine Ermutigung zum Experimentieren, um herauszufinden, was dem jeweiligen Kind entspricht. Es kann beispielsweise interessant sein, zu verschiedenen Tageszeiten und in verschiedenen Situationen zu üben. Wahrscheinlich wird sich herausstellen, dass bestimmte Zeiten und Situationen für das Training geeigneter sind als andere. Als Grundlage dienen die folgenden 3 Trainingsregeln.

1. Die Übungen kennenlernen Zunächst geht es darum, mit dem Training vertraut zu werden. Später kann man auch mit Gewinn in schwierigen Situationen üben. Daher ist es in der Kennenlernphase des Trainings sinnvoll, vor allem in günstigen Situationen, zu üben. Wie bereits erwähnt, ist es günstig, wenn Kinder sich vor den Übungen zunächst einmal körperlich abreagieren und in Bewegungsspielen, Sport oder Gymnastik austoben. Auch sollten unmittelbar vor dem Üben keine Konflikte oder Streitigkeiten aufgetreten sein.

2. Langfristig und regelmäßig üben Kinder, die regelmäßig Entspannungstraining üben, bleiben in Belastungssituationen ruhiger und können angemessener reagieren als andere, die vielleicht aufgrund vorausgegangener Aufregungen schon »auf hundertachzig« sind. Dieser vorbeugende Aspekt ist für eine Verbesserung der Fähigkeit zur Stressbewältigung sehr wertvoll. Durch längerfristiges, regelmäßiges Üben kann außerdem die Entspannungsreaktion derart eingeschliffen werden, dass auch mit besseren Ergebnissen in Aufregungssituationen geübt werden kann.

3. Üben ist wichtiger als Ergebnisse In Untersuchungen konnte ich feststellen, dass die ggf. herabgesetzte Sensibilität für körperliche und seelische Empfindungen bei hyperaktiven Kindern mit der Übungszeit im gesunden Sinne zunimmt. Es kommt zu einer verbesserten Selbstaufmerksamkeit und einer erhöhten Sensibilität für körperliche und seelische Empfindungen, wodurch Stressbelastungen eher bewusst werden. Dies ist eine Voraussetzung dafür, Überforderungssituationen zu vermeiden oder abzubauen.

Körperängste und psychovegetative Beschwerden

Leider nehmen manche Kinder ihren Körper nur dann bewusst wahr, wenn etwas weh tut. Hierdurch kann eine ängstliche und misstrauische Haltung dem eigenen Körper gegenüber entstehen. Mit dem regelmäßigen Praktizieren des Entspannungstrainings lernen wir uns und unseren Körper in einer angenehmen Ruhesituation kennen und können ein mit der Zeit zunehmendes körperliches und seelisches Wohlbefinden genießen lernen. Diese angenehme Körpererfahrung hilft, eine überzogene Ängstlichkeit den Körperfunktionen gegenüber abzubauen und ein gesundes Selbstvertrauen aufzubauen. Dieser Aspekt ist sehr wichtig, denn viele nervöse Störungen (Beschwerden, bei denen keine organische Ursachen gefunden werden können) kommen dadurch zustande oder werden dadurch verstärkt, dass ein Kind sein Vertrauen in die Selbstregulation seiner Körperfunktionen verloren hat. Die Kinder lernen sich sozusagen von ihrer angenehmen Seite kennen. So steigt das Vertrauen in den eigenen Körper, wodurch der Teufelskreis unterbrochen wird und entsprechende Beschwerden abklingen können.

Die PR im Alltag

Sicher ist es besonders angenehm, in einem ruhigen Raum ungestört üben zu können. Aber das ist keine Voraussetzung. Im Gegenteil sollten Kinder mit dem Gedanken vertraut gemacht werden, auch in ungünstigen Situationen üben zu können, wenn sich beispielsweise Geräusche wie Verkehrslärm nicht ausschalten lassen. Nur wenn wir uns darauf einstellen, auch unter nicht optimalen Bedingungen üben zu können, sind wir in der Lage, unser Training wirklich in den Alltag zu integrieren. Besonders die Möglichkeit, zwischendurch im Sitzen kurz zu üben, um sich vom Alltagsstress zu erholen bietet den Kindern jederzeit eine günstige Art der Stressbewältigung.

Möglicherweise noch nicht mit 8-jährigen, aber mit älteren Kindern kann auch folgender Aspekt besprochen werden: Neben dem regelmäßigen üben sollten sie versuchen, Entspannung in möglichst weiten Bereichen ihres Lebens wirksam werden zu lassen. In jeder Situation sollte auf eine entspannte Haltung geachtet werden. Durch den Aufbau einer generellen Gelassenheit wird die Wirksamkeit des Trainings stark gesteigert. Jacobson spricht in diesem Zusammenhang von »differenzieller Entspannung«. Im Unterschied zur generellen Entspannung bei den regulären Übungen geht es bei der differenziellen Entspannung um eine Ökonomisierung aller Aktivitäten nach dem Motto: minimaler Aufwand, maximale Leistung. Es geht darum, nur die für eine bestimmte Aktivität notwendige Muskulatur anzuspannen und die übrigen Muskeln entspannt zu lassen. Nur wer muskuläre Verspannungen bemerkt, kann loslassen und sich entspannen. Diese Fähigkeit zur Wahrnehmung von Verspannungen sollte man daher bewusst schulen, beispielsweise indem man von Zeit zu Zeit innehält und überprüft: »Wie sitze ich?« Wenn man eine kurze Pause macht, kann man die in das Training einbezogenen Muskelgruppen im Geiste durchgehen und sich den Spannungszustand bewusst machen (Bodyscan). Vielleicht lässt sich dann eine bequemere Haltung finden und vorhandene Spannungen loslassen. Bei einer solchen Prüfung könnte sich ergeben, dass die Schultern etwas hochgezogen sind. Wenn ich nun diese Spannung bewusst löse, ist das ein Schritt in Richtung mehr Gelassenheit. So könnte ein Kind etwa, während es in der Schule der Lehrerin zuhört, sich den Spannungsgrad seiner Muskeln bewusst machen und sich dann gegebenenfalls stärker entspannen.

PR gemeinsam üben

Das gemeinsame Üben von Eltern und Kindern ist besonders zu empfehlen. Wird PR in Gruppen geübt wird, sollten möglichst nicht mehr als 8 Kinder daran teilnehmen, um allen Kindern gerecht werden zu können. Im schulischen oder sportlichen Bereich können die Gruppen auch etwas größer sein. Dennoch sollte auf jedes Kind individuell eingegangen werden.

Insbesondere bei jüngeren Kindern ist das gemeinsame Üben mit den Eltern und vielleicht auch Geschwistern sehr vorteilhaft. Erst beim gemeinsamen Üben, lassen sie sich auf das Training ein. In diesen Fällen sind die Eltern positive Modelle, die den Wert der Methode praktisch demonstrieren. Andernfalls kann es sein, dass die Kinder sich abgeschoben fühlen oder die Übungen sogar als eine Art Strafarbeit empfinden. Natürlich profitieren auch die Eltern von den Übungen. Und nicht selten wirken sich Stressbelastungen, denen die Eltern ausgesetzt sind, schädlich auf die Kinder aus. Kinder sind oft sehr empfindliche Seismografen, die Spannungen, Unzufriedenheit und Konflikte in der Familie durch Symptome zum Ausdruck bringen. Besonders bei Befindens- und Entwicklungsstörungen von Kindern ist es daher wichtig, die Familie als System im Blick zu haben. Selbstverständlich darf PR bei bestehenden innerfamiliären Spannungen und Konflikten nicht als alleiniges Patentrezept angesehen werden. Aber sie ist sicher geeignet, um Spannungen abzubauen. Bei schwerwiegenden familiären Konflikten sollte auf jeden Fall zusätzlich fachlicher Rat eingeholt werden, etwa bei Ehe-, Familien- und Lebensberatungsstellen, oder Kinder- und Jugendlichenpsychotherapeuten.

Erst Entspannung, dann Hausaufgaben

>> *Der achtjährige Niko hat Probleme in der Schule. Die Mutter erfährt vom Lehrer, dass Niko sich nur schwer auf den Unterricht konzentrieren kann und sehr leicht abgelenkt ist. Seine Konzentrationsschwäche hat dazu geführt, dass er stark hinterherhinkt und die Versetzung gefährdet ist. Für die Mutter ist das eine weitere belastende Nachricht. In ihrem Beruf, den sie halbtags ausübt, gibt es viel Ärger. Ihr Mann hat kaum Zeit für die Familie. Da sich Nikos Mutter vom Vater alleingelassen und völlig überfordert fühlt, gibt es auch häufig zwischen den Eltern Streit. In dieser Situation ist es für die Mutter sehr schwer, auch noch mit Niko für die Schule zu üben. Sie wird sehr schnell ungeduldig, wenn Niko mit den Gedanken ganz woanders ist oder die leichtesten Sachen nicht kapiert. Wenn sie dann mit Niko schimpft, wird er bockig oder fängt an zu weinen. Die familiären Konflikte und Spannungen eskalieren immer mehr, Nikos Schulprobleme werden immer größer. Außerdem klagt er häufig über Kopf- und Bauchschmerzen. Der Kinderarzt findet keine organischen Ursachen. Er empfiehlt der Familie schließlich, Hilfe bei einer Beratungsstelle zu suchen. In Gesprächen erklärt sich der Vater bereit, seine Frau stärker zu entlasten und mehr Verantwortung in der Erziehung zu übernehmen. Außerdem erlernen alle Familienmitglieder die Progressive Relaxation. Bevor die Eltern nun abwechselnd mit Niko für die Schule üben, entspannen sie sich gemeinsam mit ihm durch PR. Die Mutter ist erstaunt, dass sich die gemeinsamen Schularbeiten nun ganz anders gestalten. Sowohl Niko als auch sie gehen viel gelassener an die Aufgaben heran. Es gelingt ihr, ruhig zu bleiben, wenn Niko eine Aufgabe auch bei der zweiten Erklärung noch nicht verstanden hat. Aber am meisten verblüfft es sie, dass Niko jetzt vieles bereits beim ersten Anlauf versteht und deutlich konzentrierter ist.* <<

Übungsprotokolle als Lernhilfe

Eine wertvolle Hilfe beim Erlernen der PR kann das regelmäßige Protokollieren der Übungen und der erlebten Wirkungen sein, zum Beispiel in einem Protokollbogen (siehe S. 145).

Jede Übung kann mit Datum und Uhrzeit vermerkt werden, um den Übungsverlauf nachvollziehen zu können. Die Wirkungen der jeweiligen Übung werden mithilfe von Zahlen auf einer Beurteilungsskala von –3 bis +3 für folgende Körperregionen eingeschätzt: Arme, Schultern/Nacken, Gesicht, Rücken, Bauchmuskeln und Beine. Dabei bedeutet –3 eine stark negative und +3 eine stark positive Wirkung. Eine leichte oder deutliche Wirkung kann durch die Zahlen +1, +2 oder –1, –2 beschrieben werden. Keine festzustellende Wirkung wird durch die Zahl 0 ausgedrückt. Außerdem besteht die Möglichkeit, besondere Erfahrungen beim Üben auf dem Bogen stichwortartig festzuhalten.

Dieser Protokollbogen eignet sich für Kinder ab ca. 10 Jahren. Falls zusammen mit den Eltern geübt wird, kann er gemeinsam ausgefüllt werden. Dabei erleichtert es das Ausfüllen, wenn zuerst die Übungserlebnisse besprochen und dann protokolliert werden. Bei jüngeren Kindern können die Eltern oder auch Therapeuten die Kinder befragen und dann entsprechend protokollieren.

Die Protokollierung der Übungswirkungen bietet eine Reihe von Vorteilen:

- Es hilft vor allem in der Anfangszeit, an das regelmäßige Üben zu denken, und unterstützt damit den Übungsfortschritt.
- Es kann interessant sein, die Übungserlebnisse zu dokumentieren, um den Übungsverlauf verfolgen zu können.
- Auf dem Bogen festgehaltene Auffälligkeiten und auftretende Probleme können in einem Kurs mit dem Leiter besprochen werden.
- Vielleicht stellt sich heraus, dass unterschiedliche Tageszeiten oder Situationen zu unterschiedlichen Übungserlebnissen führen. Möglicherweise zeigen sich günstigere und ungünstigere Übungszeiten.
- Für den Kursleiter bieten die ausgefüllten Protokollbögen eine wichtige Rückmeldung über den Übungsfortschritt und eventuell auftauchende Probleme der Teilnehmer. Diese Informationen können dabei helfen, den Kurs optimal auf die Bedürfnisse der Teilnehmer abzustimmen.

Der Bogen wird am besten direkt nach der jeweiligen Übung ausgefüllt, da das Übungserlebnis dann noch plastisch vor Augen ist und auch Besonderheiten vermerkt werden können, die sonst leicht in Vergessenheit geraten.

In Studien mit mehreren Hundert Teilnehmern an Entspannungstrainingskursen untersuchte Prof. Krampen von der Universität Trier die Effekte des Einsatzes von Protokollbögen auf den Lernerfolg. Es stellte sich heraus, dass Teilnehmer, die ihre Übungserlebnisse protokollierten, über häufigere und regelmäßigere Übungen sowie über bessere Lernfortschritte berichteten. Allerdings empfanden auch einige (wenige) Teilnehmer die Aufforderung zur Protokollierung als belastend, sodass sie bereits während der Übung an das Ausfüllen des Bogens dachten und sich kaum entspannen konnten. In diesen Fällen ist natürlich von Protokollbögen abzuraten.

Yoga – Dehnen, Kräftigen, Relaxen

Seit Jahren ist Yoga bei Erwachsenen bekannt und beliebt. Auch für Kinder finden sich zahlreiche Übungen, die altersentsprechend angeleitet werden können.

Yoga stammt aus Indien und hat eine möglicherweise jahrtausendealte Entwicklungsgeschichte. Das deutsche Wort »Joch« und Yoga haben dieselbe Wortwurzel. Mit Joch ist ein Geschirr gemeint, womit Zugtiere vor einen Pflug oder einen Wagen gespannt werden. Im Zusammenhang mit Yoga als geistiger Übung wird dabei auf eine Art Verbindung zwischen der individuellen Seele und einer »Weltseele« oder Gott hingewiesen. Anders als oft behauptet liegen die Anfänge des Yoga im Dunkeln, da es in Indien damals noch keine Geschichtsschreibung gab. In der Bhagavad Gita – einer der zentralen Schriften des Hinduismus aus dem 5.–2. Jahrhundert vor Christus – wird Yoga erstmals beschrieben. Die Quintessenz des damaligen Yoga findet sich erst Hunderte Jahre später im Text des »Yogasutra«, der in einem Zeitraum von 325–425 nach Christus verfasst wurde. Ein wichtiges Ziel des Yoga besteht darin, seelisch-geistige Vorgänge zur Ruhe zu bringen, damit Übende sich selbst und ihr wahres Wesen erkennen können. Im »Yogasutra« werden folgende Wirkungen der Übungen genannt:

- Zur-Ruhe-Kommen der seelisch-geistigen Vorgänge, Gelassenheit
- Überwindung von Hindernissen wie Krankheit, Depression und Gier
- Entwicklung von Qualitäten wie Liebe, Mitgefühl und Gleichmut
- geistige Festigkeit, Transparenz, Klarheit und Weisheit
- Sammlung und Versenkung, Selbsterkenntnis und Freiheit

Beim Yoga handelte es sich zunächst um einen rein spirituellen Weg, bei dem es vor allem um die Suche nach Erleuchtung durch Meditation ging. Die vielen heute bekannten Yoga-Übungen (Asanas) entstanden erst im Laufe der Zeit. Sie sollen den Körper kräftigen und vitalisieren, um den Meditationssitz (z. B. Lotossitz) möglichst beschwerdefrei über einen längeren Zeitraum einnehmen zu können. Diese Entwicklung führte etwa im 15. Jahrhundert zur Entstehung des Hatha Yoga, der den Körper als Mittel zum Erreichen der existenziellen und spirituellen Ziele des Yoga einbezog. Mit der Zeit geriet die positive Wirkung der körperlichen Übungen auf das gesamte Wohlbefinden der Übenden verstärkt ins Bewusstsein. Die heute praktizierten Asanas wurden vor allem im 20. Jahrhundert weiterentwickelt. Die moderne Asana-Praxis kann als eine Synthese verschiedener Elemente verstanden werden, zu denen auch Einflüsse einer damals im Westen neu entstehenden Körperkultur gehörten.

Was kann Yoga?

Ein wichtiges Ziel der Yoga-Übungen besteht darin, den Körper beweglich und frei von Verspannungen zu erhalten bzw. wieder in einen solchen Zustand zu führen. Da Körper und Seele aufeinander wirken, gibt es einen Zusammenhang zwischen körperlicher Haltung und seelischer Befindlichkeit. Umgekehrt können gezielt eingenommene Haltungen positiv auf die jeweilige Gefühlslage und die Stimmung sowie auf Konzentrations- und Denkprozesse einwirken. Man könnte als Ziel formulieren: In einem gesunden, beweglichen Körper wohnt ein gesunder, freier Geist.

Neben einer Vielzahl unterschiedlicher Asanas, die mit einfachen Dehnübungen beginnen und zu teils sehr komplexen Haltungen für Fortgeschrittene führen, ist der Atem von besonderer Bedeutung. Hierbei geht es meist um eine ruhige und tiefe Atmung, wobei verstärkt in den Bauch geatmet werden soll (Zwerchfellatmung). Ähnlich wie bei der PR spielt das Wechselprinzip von Anspannung und Entspannung eine wichtige Rolle.

Die meisten Kinder üben erfahrungsgemäß gerne Yoga, weil dadurch ihrem spielerischen Bewegungsdrang neue Möglichkeiten der körperlichen Selbsterfahrung und Entwicklung geboten werden. Regelmäßig durchgeführte Yoga-Übungen bieten auch einen Schutz vor körperlichen und seelischen Beschwerden aufgrund von Bewegungsmangel und Reizüberflutung. Körperwahrnehmung und motorische Koordination werden verbessert, Muskulatur und Gleichgewichtssinn trainiert, Flexibilität und Durchblutung gefördert. Das Wechselspiel von Anspannung und Entspannung der Muskulatur in den Yogaübungen führt zu einer verbesserten Wahrnehmung von Verspannungen und deren Lösung. Vorbeugen ist bekanntlich besser als heilen, deshalb sollte Prävention ein wichtiger Schwerpunkt der Entwicklungsförderung bei Kindern sein. Aber auch in Fällen, in denen sich bereits Beschwerden entwickelt haben, können geeignete Yoga-Übungen zu Besserungen beitragen. Untersuchungsergebnisse und jahrzehntelange Erfahrungen zeigen, dass Yogaübungen zu Verbesserungen bei Rückenschmerzen und bei Beschwerden führen, die mit vegetativen Dysregulationen (Überreizungen) in Zusammenhang stehen. Auch Erschöpfungszustände, depressive Verstimmungen, Konzentrationsstörungen, Schlafstörungen, Spannungskopfschmerzen und Essstörungen lassen sich durch Yogaübungen bessern. Psychische Störungen wie Ängste und depressive Verstimmungen äußern sich auf körperlicher Ebene u. a. durch Verspannungen und eine zusammengesunkene Haltung. Yogaübungen, die Stärke und Selbstvertrauen ausdrücken, helfen negative Befindlichkeit abzubauen.

Eine Studie zeigte, dass Vorschulkinder, die an einem Yogakurs teilnahmen, sowohl ihre Konzentrationsleistungen als auch motorische Fähigkeiten verbessern konnten. Die Kinder berichteten nicht nur von einer hohen Zufriedenheit mit dem Kurs, sondern hatten auch Freude an den Übungen. Dies galt auch für übergewichtige Kinder, die sich ansonsten mit sportlichen Aktivitäten eher schwertun. Zum einen mag das an der Auswahl der Übungen gelegen haben, die grundsätzlich für alle Kinder – auch für die übergewichtigen – durchführbar sind. Zum anderen wurde den Kindern vermittelt, dass sowohl Konkurrenz- als auch Leistungs- und Perfektionsstreben im Yoga keinen Platz haben. Vielmehr steht die Freude an der Bewegung an erster Stelle. Die Kinder übten auch außerhalb des Kurses selbstständig weiter.

Eine weitere Studie untersuchte die Wirkung von Yoga bei Schülern mit hyperkinetischen Störungen. Kinder, die übermäßig aktiv sind und unter stärkeren Konzentrationsstörungen leiden, brauchen insbesondere im Bereich der Selbstregulation effektive Hilfen. Nach dem Training zeigte sich zum einen eine deutliche Abschwächung der Hyperaktivität und der Impulsivität, zum anderen eine Verbesserung der Aufmerksamkeit und des Sozialverhalten.

> **Was ist Yoga? Kurz gefasste Erläuterung für Kinder**
>
> Yoga kommt aus Indien. Beim Yoga geht es um Übungen, die dem Körper und der Seele guttun. Jeder kann diese Übungen machen und sie machen viel Spaß. Hinterher fühlen sich die Arme, der Rücken, die Beine und der ganze Körper gut an. Außerdem sind wir dann ruhiger und entspannter. Wenn wir regelmäßig üben, dann werden wir stärker und gelenkiger. Yoga ist gut für die Gesundheit und wir können leichter lernen.

Was ist im Kinder-Yoga anders?

Erwachsene entscheiden sich aus unterschiedlichen Gründen meist selbst, einen Yogakurs zu besuchen. Manche erwarten Hilfe bei psychosomatischen oder körperlichen Beschwerden, wie Rückenschmerzen, Abgeschlagenheit und Schlafstörungen. Andere wollen vorbeugend etwas für Gesundheit und Fitness tun oder finden Yoga aus anderen Gründen interessant.

Kinder entscheiden sich dagegen meist nicht selbst für Yoga, sondern Eltern, Erzieher oder Pädagogen bringen ihnen diese Methode nahe. Insbesondere Eltern sind oft daran interessiert, dass sich Konzentrations- und Lernfähigkeit ihrer Kinder bessern. Kinder werden aber auch wegen psychosomatischer Beschwerden oder zur Förderung motorischer Fähigkeiten zu Yogakursen geschickt. Im Vorschul- und Schulbereich sind es entsprechend engagierte Erzieher und Lehrer, die den Kindern Yoga-Angebote machen.

Erwachsene erwarten in aller Regel rationale Erklärungen und Anleitungen, die sie meist auch bekommen. Bei Kindern geht es eher um einen fantasievoll-kreativen und spielerischen Umgang mit den Übungen, die schon durch die Namen zur Nachahmung motivieren.

Die ursprünglich mit dem Yoga verknüpfte spirituelle Entwicklung hat heute für die meisten erwachsenen Kursanfänger kaum eine Bedeutung. Dies gilt natürlich noch stärker für Kinder. Die Yoga-Übungen kommen aber dem Bewegungsbedürfnis der Kinder sehr entgegen. Insbesondere für Kinder zwischen 4 bis 12 Jahren ist es für die Gehirnentwicklung wichtig und förderlich, sich selbst in Bewegung zu erfahren.

Für welches Alter eignen sich Yoga-Übungen?

Es hängt von der Übungssituation ab, ab welchem Alter Kinder Yoga üben können. In der Familie mit Mama und Papa können schon einjährige Kinder spielerisch damit vertraut gemacht werden. Kinder lieben es, das Verhalten von Erwachsenen nachzuahmen. Auf diese Weise können bereits einfache Yogaübungen spielerisch und mit Spaß gemeinsam geübt werden. Dies gilt prinzipiell sogar für das Babyalter. In Indien werden schon Babys an einfache Yogahaltungen herangeführt. Allerdings kann natürlich bei Kindern, die jünger als 3 Jahre sind, nicht erwartet werden, dass sie schon eigenständig Yogaübungen durchführen. Die Teilnahme an einem Kurs oder an einem angeleiteten Angebot, zum Beispiel in der Kindertagesstätte, kann ab etwa 3 Jahren erfolgen.

Wie sollten die Übungen den Kindern nahegebracht werden?

Die hier vorgestellten Übungen sind an Bedürfnissen der Kinder orientiert und sollten spielerisch erfolgen. Es macht beispielsweise wenig Sinn, mit einer Stille-Übung zu beginnen, wenn die Kinder einen großen Bewegungsdrang haben. Die Freude an der Bewegung sollte im Vordergrund stehen und nicht Leistung oder gar Perfektion. Spontane Reaktionen und Beiträge der Kinder sollten in den Ablauf integriert werden.

Die Vollmondsichel

>> *Inga und Lotta haben großen Spaß an den Yoga-Übungen, wobei sie die Übungen spielerisch abwandeln und ihnen eigene Namen geben. Bei der Übung »Mondsichel« kommen sie spontan auf die Idee, dass die beiden Mondsicheln entsprechend nebeneinander gestellt eine »Vollmondsichel« ergeben. Über diese Wortschöpfung amüsieren sie sich köstlich. »Vollmondsichel gibt es ja gar nicht, aber ist total lustig!« Für die »Vollmondsichel« stehen die Mädchen nebeneinander. Inga beugt ihren Oberkörper nach rechts, wobei sie ihre Hüfte nach links drückt, sodass sie sichelförmig dasteht. Lottas sichelförmige Haltung zeigt dagegen nach links. Die Füße und die über den Kopf gestreckten Arme berühren sich, sodass sich die gemeinsame »Vollmondsichel« ergibt. Sie üben dann noch eine Art Choreografie, um die Vollmondsichel mit gemeinsam synchronisierten Bewegungen auch mit umgekehrter Körperbeugung darzustellen.* <<

Manche Übungen des Erwachsenen-Yoga haben für Kinder schwer nachvollziehbare Namen. Diese können entsprechend dem Alter der Kinder angepasst werden. So haben in diesem Buch Übungen zur Atemwahrnehmung beispielsweise Überschriften wie »Die Fee Farfalla atmet die gute Waldluft« oder »Das Nasenspiel«. Die hier vorgestellten Yogaübungen stehen in einem für die Kinder nachvollziehbaren thematischen Zusammenhang. Dabei geht es um einen Märchenwald, in dem es einen Berg, Bäume,

Farne und Blumen gibt. Außerdem spielen die Fee Farfalla, der Zauberer Zacharias, Hase Langohr, Katze Karla und Kater Karl mit. Die Namen können den Bedürfnissen und Vorlieben der Kinder angepasst werden. Falls mit Mädchen geübt wird, kann es günstig sein, wenn weibliche Namen für die Protagonistinnen gewählt werden. Jungen finden es meist passender, wenn es um männliche Protagonisten geht. Schwieriger ist es in gemischten Gruppen, den Vorlieben der Jungen und Mädchen in dieser Hinsicht gerecht zu werden. Bei kleinen Kindern lässt sich die Festlegung auf ein Geschlecht beispielsweise durch die Verkleinerungsform »…chen« umgehen. Dann würde aus Hase oder Häsin Langohr ein Häschen Langohr. Auch kann man abwechselnd weibliche und männliche Protagonisten auftreten lassen.

Bei den hier vorgestellten Yoga-Übungen finden sich Angaben, ab welchem Alter die Übungen erfahrungsgemäß von den Kindern nachvollzogen werden können. Allerdings sind diese Angaben nicht als starre Regeln, sondern eher als Orientierungen zu verstehen. Es gibt immer individuelle Unterschiede in einer Altersgruppe. Daher können einem jüngeren Kind auch Übungen zum Ausprobieren angeboten werden, für die es gemäß der Altersangabe noch zu jung ist; insbesondere dann, wenn es mit anderen Yoga-Übungen gut zurechtkommt und Freude daran hat. Umgekehrt kann es vorkommen, dass ein Kind durch eine Übung überfordert ist, obwohl es schon das empfohlene Alter erreicht hat. Hier gilt wieder der Grundsatz, ohne Leistungsdruck und ohne Perfektionsstreben zu üben. Die Freude an den Übungen sollte im Vordergrund stehen. Manche Übungen lassen sich durch Hilfestellungen vereinfachen. Beispielsweise kann bei den Gleichgewichtsübungen Hilfestellung gegeben werden. Oder das Kind lehnt sich zunächst an eine Wand. Es ist auch nicht schlimm, wenn einige Übungen noch nicht umgesetzt werden können. Dann sollten die Übungen durchgeführt werden, mit denen das Kind zurechtkommt. Mit zunehmender Übungserfahrung werden die Kinder dann später auch die anfangs zu schwierigen Übungen durchführen können.

Falls Kinder dazu tendieren, zu viel Kraft in die Übungen zu legen oder zu starke Dehnungen vorzunehmen, sollten sie in dieser Hinsicht gebremst werden.

Geeignete Übungssituationen für Kinder

Eltern und Kinder sollten die Übungen gemeinsam machen. Die Eltern demonstrieren die Übungen, die von den Kindern nachgemacht werden.

Falls in Gruppen geübt wird, sollten nicht mehr als 8 Kinder teilnehmen. Ab 10 Kindern wird es erfahrungsgemäß schwierig, noch konzentriert zu üben.

Da Yoga vorteilhaft für die kindliche Entwicklung und die Konzentrations- und Lernfähigkeit ist, liegt es nahe, dass es zunehmend in Schulen, Kindergärten und Horten praktiziert wird. Auch Volkshochschulen, Sportvereine und andere Einrichtungen bieten Yoga-Kurse für Kinder an.

Zur Rolle von Eltern, Pädagogen und Therapeuten

Es ist ein Unterschied, ob Yoga vorbeugend zur Verbesserung des allgemeinen Wohlbefindens und der Leistungsfähigkeit eingesetzt wird oder ob man bestehende Krankheiten und Störungsbilder therapeutisch behandeln will. Ein Einsatz von Yoga mit therapeutischer Zielsetzung kann sinnvollerweise nur entsprechend ausgebildeten Therapeuten vorbehalten bleiben. Zur Prävention und zur Befindens- und Leistungsverbesserung können aber auch Eltern, Pädagogen und Erzieher das Verfahren einsetzen. Natürlich sollten sie mit Yoga vertraut sein und dies am besten auch für sich selbst praktizieren. Nur so können sie Kindern das Training vermitteln und als positive Vorbilder wirken.

In jedem Fall spielt die Art der Beziehung zwischen dem Kind und dem Erwachsenen, der das Training anleitet, eine entscheidende Rolle. Bedenkenswertes hierzu wurde bereits im Abschnitt über die PR ausgeführt. Es gilt in gleicher Weise für Yoga-Übungen.

Es empfiehlt sich, gemeinsam mit den Kindern zu üben und die Übungen zu demonstrieren. Insbesondere jüngere Kinder lernen vor allem durch Beobachten und Nachahmen. Die hier vorgestellten Übungen werden am besten zunächst von den Erwachsenen ausprobiert, bevor sie dann gemeinsam mit den Kindern geübt werden. Leistungsorientierung und Perfektionsstreben sind fehl am Platz. Vielmehr sollte es um Spaß an den Übungen gehen. Falls etwas nicht gleich klappt, ist das völlig in Ordnung. Das Wichtigste ist, am Ball zu bleiben und sich nicht entmutigen zu lassen. Gemeinsames Lachen darüber, wenn beispielsweise nicht gleich die Balance gehalten wird, kann Entspannung und Freude fördern und die Motivation zum weiteren Üben stärken.

Yoga im Märchenwald

Für die einzelnen Yogasitzungen sollte man etwa 30 Minuten bis 1 Stunde einplanen. Aber auch kürzere Übungseinheiten sind möglich, falls nicht so viel Zeit zur Verfügung steht (z. B. abends vor dem Schlafengehen). Dabei empfehlen sich zu Beginn Bewegungsspiele zur Auflockerung und zum Austoben, wie etwa Übungen des Zapchen (siehe Seite 104). Danach folgen die eigentlichen Yogahaltungen, die in unterschiedlicher Zahl angeboten werden können. Das Thema Märchenwald bietet einen thematischen Zusammenhang, der auch von kleineren Kindern verstanden wird. Wenn die Übungen bereits bekannt sind, können ausgewählte Yoga-Übungen auch in Yoga-Geschichten integriert werden, was die Fantasie der Kinder zusätzlich anregen kann und Abwechslung bietet. Die in diesem Buch vorgegebenen Geschichten sind nur Anregungen. Natürlich können diese Yoga-Geschichten auch selbst erstellt und den Bedürfnissen der Kinder angepasst werden. Übungen zur Atemwahrnehmung und zur Entspannung eignen sich gut für den Abschluss der jeweiligen Sitzung. Dabei kann es sich beispielsweise um eine kurze Stillephase mit gemeinsamer Betrachtung einer brennenden Kerze handeln. Besonders gut für den Abschluss eignen sich Entspannungsübungen wie PR und AT sowie Entspannungsgeschichten und Fantasiereisen. Es bietet sich also an, die Yoga-Übungen mit den übrigen hier vorgestellten Entspannungsmethoden zu kombinieren. Hierbei sollten die Wünsche und Bedürfnisse der Kinder berücksichtigt werden.

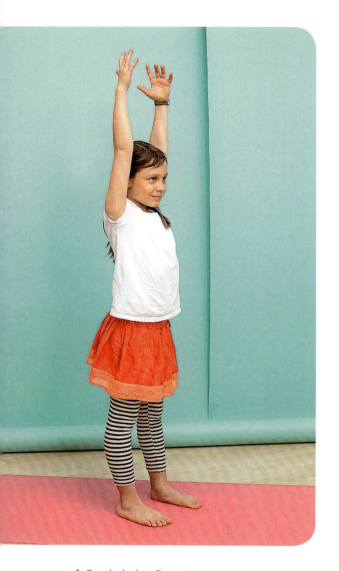

⬆ So ein hoher Berg.

Der Berg (ab 3 Jahre)

Im Märchenwald gibt es einen großen Berg. Diesen Berg stellst Du nun dar.

- Stelle Dich mit etwas auseinandergestellten Beinen aufrecht hin und strecke die Arme nach oben. Lege die Handinnenflächen aneinander. Versuche, Dich dabei zu fühlen wie ein großer, hoher Berg. Spüre die feste Verbindung zur Erde und stehe da, so groß und stark wie ein hoher Berg.
- Am Gipfel des Berges weht ein kräftiger Wind. Atme durch die Nase ein und lasse das Windgeräusch beim Ausatmen mit einem langen »Pfffff« entstehen. Durch den Wind werden die Wolken weggeblasen und die Sonne strahlt ganz hell.
- Um die Sonne darzustellen, führe die Arme kreisförmig von innen nach außen und nach unten. Bringe die Hände dann vor der Brust in der Gebetshaltung zusammen (Handinnenflächen zusammen). Nun strahlt die Sonne im Märchenwald. Auch dein Gesicht darf strahlen und lächeln.
- Lasse die Arme dann locker herabhängen und spüre, wie gut sich deine Beine und Arme anfühlen und wie ruhig dein Atem geht.

Der Baum schlägt Wurzeln (ab 3 Jahre)

Im Wald gibt es viele Bäume. Ganz große und alte und auch kleine, junge Bäume. Bevor ein Baum ganz hoch und stark wird, ist er erst einmal eine kleine Pflanze.

- Nun gehe einmal in die Hocke. Jetzt bist Du ein kleiner Baum, der im Märchenwald wächst und größer und stärker wird. Und langsam streckt sich der kleine Baum dem Sonnenlicht entgegen.
- Nun komme langsam aus der Hocke in den Stand. Der Baum wird immer größer und stärker. Die Füße des Baums stehen fest auf dem Waldboden. Spüre, wie deine Füße fest auf dem Boden stehen. Und der Baum bekommt immer stärkere Wurzeln. Dadurch steht der Baum immer fester auf der Erde.
- Spüre, wie Du ganz fest auf dem Boden stehst. Spreize deine Zehen auseinander. Verlagere dein Gewicht abwechselnd auf die Zehen und dann auf die Fersen. Nun rolle mit einem Fuß von den Zehen über die Außenkante des Fußes zur Ferse und zurück. Wiederhole dies einige Male. Dann ist der andere Fuß dran. Auch diesen Fuß von den Zehen über die Außenkante zur Ferse rollen.
- Die Wurzeln des Baumes wachsen tiefer in den Boden und werden immer stärker. Der Baum steht fester und fester auf dem Waldboden. Spüre deine Füße wie sie fest und stark auf dem Boden stehen.

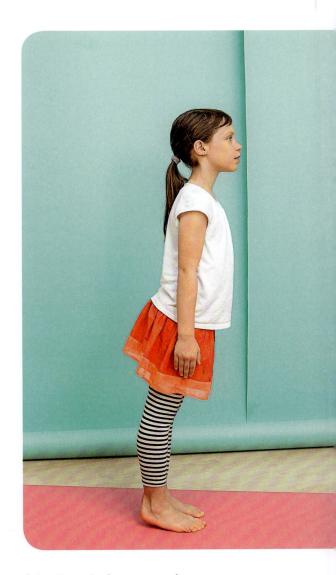

Der Baum ist fest verwurzelt.

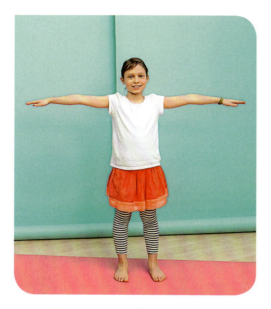

⬆ Dem Baum wachsen Äste.

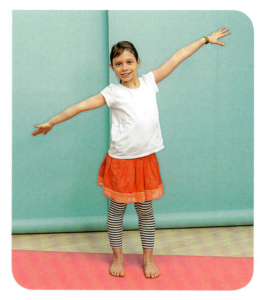

⬆ Äste im Wind.

Der Baum wächst und bekommt Äste (ab 3 Jahre)

Der Baum wird größer und größer. Stärker und stärker.

- Er steht ganz aufrecht und streckt sich zur Sonne. Nun wachsen auch die Äste immer mehr.
- Hebe die Arme bis zu den Schultern an und strecke sie zur Seite aus. Es sind starke Äste. Bleibe einige Atemzüge lang in dieser Haltung.
- Dann lasse die Arme sinken und spüre, wie fest Du auf dem Boden stehst.

Der Baum im Wind (ab 3 Jahre)

Der Baum ist ganz stark und fest mit den Wurzeln im Boden verankert und er hat starke Äste.

- Strecke die Arme zu den Seiten aus. Der Baum kann Wind und auch Sturm standhalten. Nun kommt ein Wind auf.
- Die Äste schwanken leicht im Wind. Lasse deine Arme leicht hin und her schwanken. Der Wind wird immer stärker. Der Baum ist elastisch und fest mit seinen Wurzeln im Boden verankert.
- Nun lass die Arme noch stärker hin und her schwingen und auch dein Körper kann sich zur einen und zur anderen Seite biegen.
- Jetzt kommt der Wind von einer anderen Seite. Nun auch nach vorne und nach hinten biegen, aber dabei fest stehen bleiben.
- Lass die Arme sinken und spüre, wie fest Du auf dem Boden stehst.

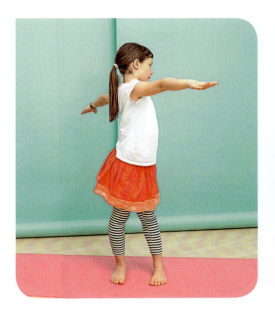
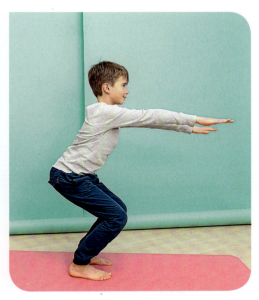

⬢ Drehen und Atmen.

⬢ Zacharias zaubert sich einen Stuhl zum Ausruhen.

Drehung und Atmung (ab 4 Jahre)

Strecke nun wieder die Arme zu den Seiten aus. Jetzt verbinden wir die Drehung der Arme mit der Atmung.

- Drehe mit dem Ausatmen den Oberkörper zur einen Seite und dann mit dem Einatmen zur Mitte zurück.
- Dann drehe den Oberkörper mit dem Ausatmen zur anderen Seite und mit dem Einatmen zurück.
- Die Beine bleiben fest auf dem Boden. Wiederhole diese Übung einige Male.
- Dann lasse die Arme sinken und spüre, wie fest Du auf dem Boden stehst und wie gut sich alles anfühlt.

Der Stuhl (ab 4 Jahre)

- Du stehst aufrecht da. Deine Füße stehen etwa hüftbreit auseinander.
- Nun strecke die Arme über Deinen Kopf nach oben aus.
- Dann lasse sie gestreckt nach vorne bis in Schulterhöhe sinken. Sie zeigen in Schulterhöhe nach vorne (parallel zum Boden).
- Nun beuge Deine Knie und gehe dadurch etwas tiefer, als würdest Du auf einem Luftstuhl sitzen. Halte diese Position einige Atemzüge lang.
- Dann stelle Dich aufrecht hin und lasse die Arme locker nach unten hängen. Spüre, wie sich Beine, Rücken und Arme anfühlen.

Variation für Fortgeschrittene Diese Übung kann auch genau so, aber mit gehobenen Fersen auf den Zehenballen durchgeführt werden.

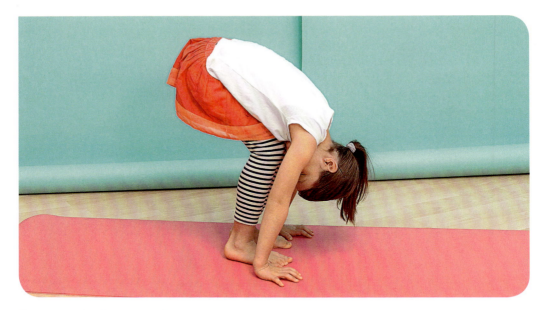

⬆ Baumzweige bis zum Boden.

Der Baum hat lange Zweige (ab 4 Jahre)

Der Wind lässt nach und der Baum wird immer größer. Die Zweige wachsen immer höher.

- Strecke deine Arme mit dem Einatmen ganz nach oben über den Kopf. Dabei die Arme leicht nach hinten strecken.
- Und die Zweige wachsen auch nach unten zum Boden. Mit dem Ausatmen beuge den Oberkörper nach vorne und unten. Gehe in eine leichte Kniebeuge. Die Finger können den Boden berühren, so wie es auch bei Bäumen mit sehr langen Zweigen ist.
- Nun komme mit dem nächsten Einatmen in den aufrechten Stand zurück und strecke deine Arme ganz nach oben über den Kopf.
- Dann lasse deine Arme mit dem Ausatmen über die Seiten nach unten sinken. Wiederhole diese Übung.

Zum Schluss bleibe noch einen Moment mit locker herabhängenden Armen stehen. Spüre, wie sich deine Füße auf dem Boden anfühlen und wie fest Du stehst. Spüre, wie stark deine Beine sind. Und spüre deinen Oberkörper, wie gerade und aufrecht er ist.

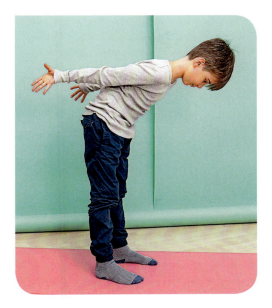

⬆ Aus dem Baum wird eine Palme.

Die Palme (ab 5 Jahre)

Im Märchenwald lebt eine Fee, die zaubern kann. Sie heißt Farfalla. Sie hat Lust auf Sonne und Meer. Sie kommt am Baum vorbei. Sie nimmt ihren Zauberstab und verzaubert den Baum in eine Palme am Meer. Also in einen Baum, an dem Kokosnüsse wachsen.

- Nun wirst Du zu der Palme. Die Zweige wachsen ganz hoch in den Himmel. Dafür streckst Du die Arme über den Kopf nach oben. Die Palme wird immer größer.
- Versuche, Dich auf die Zehenspitzen zu stellen. Vielleicht kannst Du so auf den Zehenspitzen stehen. Wenn es zu wackelig sein sollte, dann stelle Dich fest auf die Füße.
- Nun wird der Meereswind immer stärker. Er wird richtig stürmisch. Die Zweige werden nach unten und nach hinten geblasen. Dafür lasse die Arme nach unten sinken.
- Dann strecke die Arme nach hinten aus. Strecke sie möglichst weit nach hinten. Die Daumen zeigen nach oben. Bringe die Arme dabei hinten etwas nach oben. Der Brustbereich weitet und dehnt sich dadurch. Die Palme bleibt so eine Weile im Wind stehen.
- Dann lässt der Wind nach und die Zweige werden nicht mehr nach hinten geblasen. Lasse deine Arme bequem nach unten sinken.
- Falls Du noch auf den Zehenspitzen stehen solltest, stell Dich mit den Füßen fest auf den Boden. Nun spüre einmal, wie sich deine Füße und Beine anfühlen. Und wie sich dein Oberkörper anfühlt.

Variation: Die Palme mit verschränkten Fingern Hinter dem Rücken verschränkst Du die Finger und hebst die Arme möglichst gestreckt langsam nach oben.

- Die Schultern ziehen nach hinten, die Schulterblätter bewegen sich aufeinander zu. Spüre die Dehnung des Brustkorbs.
- Halte diese Übung einige Atemzüge lang. Dann lasse die Arme locker zurücksinken. Achte darauf, wie sich Arme, Schultern und Rücken anfühlen, wenn Du ganz lockerlässt.

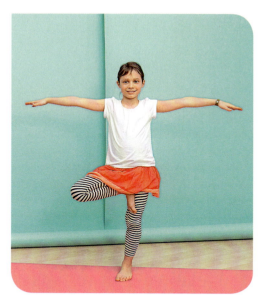

⬆ Der Baum im Gleichgewicht, Variation.

Baum im Gleichgewicht (ab 4 Jahre)

Die Fee Farfalla hat nun genug vom Meer und möchte in den Zauberwald zurück. Nun bist Du wieder ein großer, starker Baum im Zauberwald.

- Der Baum muss im Gleichgewicht bleiben, damit er sicher stehen kann. Dafür stelle Dich aufrecht hin, wobei die Füße hüftbreit auseinanderstehen.
- Verlagere dein Gewicht auf den rechten Fuß. Du stehst jetzt vor allem auf diesem Fuß. Hebe die Arme seitlich in Schulterhöhe und strecke sie aus. Sie sind die Äste des Baums.
- Hebe den linken Fuß etwas an. Lege den linken Fuß an den Knöchel des Standbeins. Die Ferse drückt an deinen rechten Knöchel und die Zehen haben Halt auf dem Boden. So kannst Du dein Gleichgewicht halten.
- Halte diese Position einen Moment und stelle Dich dann locker auf beide Beine. Lasse die Arme sinken. Nun wiederhole die Übung mit dem anderen Bein.

Wiederhole die Übung, wobei die Arme nach oben über den Kopf gestreckt werden und die Finger sich berühren.

Variation: Diese Übung kann im Schwierigkeitsgrad gesteigert werden, indem der Fuß unterschiedlich hoch an das Standbein gesetzt wird. Im ersten Schritt kann der Fuß in Höhe des Knöchels gesetzt werden, wobei es keinen Bodenkontakt mehr gibt. Wenn diese Variante mit beiden Beinen erfolgreich wiederholt werden kann, kann der Fuß später auch an die Wade, danach an die Innenseite des Knies und schließlich an die Innenseite des Oberschenkels gedrückt werden.

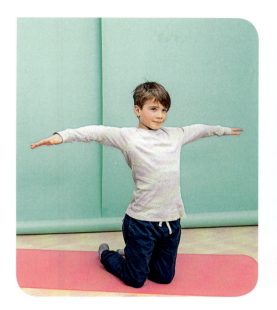

⬆ Der kleine Farn.

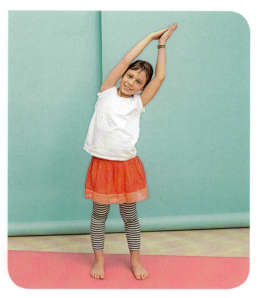

⬆ Am Himmel scheint der Mond.

Der Farn (ab 4 Jahre)

Im Wald gibt es nicht nur große Bäume, sondern auch kleine Sträucher und Farne.

- Dafür hocke Dich auf deine Knie, sodass deine Füße nach hinten zeigen. Strecke die Arme seitwärts aus.
- Es kommt Wind auf, der Farn bewegt sich. Drehe deinen Oberkörper mit dem Ausatmen langsam nach rechts. Die Arme bleiben gestreckt und drehen sich mit.
- Dann drehe Dich mit dem Einatmen langsam zur Mitte zurück.
- Nun drehst Du Dich mit dem Ausatmen langsam zur anderen Seite.
- Mit dem Einatmen drehst Du Dich dann langsam zur Mitte zurück.
- Dies wiederhole einige Male. Dann komme zur Mitte zurück und lasse die Arme herabsinken. Komme in den Stand und spüre, wie gut es sich in den Armen und im Rücken anfühlt.

Die Mondsichel (ab 3 Jahre)

Inzwischen ist es im Märchenwald Abend geworden und der Mond steht als silberne Sichel am Himmel.

- Du bist jetzt die Mondsichel. Dafür stehst Du aufrecht und streckst die Arme ganz nach oben über den Kopf und legst die Fingerspitzen aneinander.
- Dann beugst Du Dich zu einer Seite, wie eine Mondsichel. Du bleibst so einen Moment stehen. Dann hat Farfalla Lust dazu, die Mondsichel andersherum zu sehen.
- Sie hebt ihren Zauberstab und die Mondsichel dreht sich zur anderen Seite. Dafür stellst Du Dich nun wieder aufrecht hin und beugst deinen Oberkörper zur anderen Seite.
- Dann kehre in eine aufrechte Haltung zurück und lasse die Arme sinken. Und spüre, wie gut sich deine Arme, dein Oberkörper und dein Rücken anfühlen.

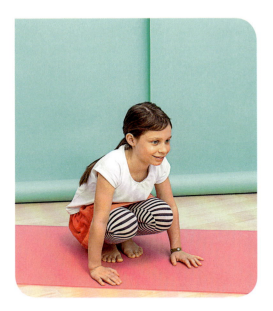
⬆ Die Sonne geht auf.

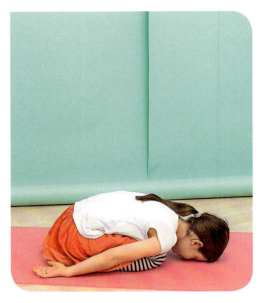
⬆ Langohr ist müde und legt sich hin.

Die Sonne geht auf und unter (ab 3 Jahre)

Im Märchenwald beginnt ein neuer Tag. Noch ist die Sonne nicht zu sehen.

- Du gehst in die Hocke. Mit den Händen stützt Du Dich auf dem Boden ab.
- Nun geht die Sonne auf. Du richtest Dich mit dem Einatmen auf und stehst aufrecht. Deine Arme streckst Du nach oben. Die Sonne ist aufgegangen. Bleibe einen Moment in dieser Haltung.
- Nun geht die Sonne unter. Mit dem nächsten Ausatmen gehst Du wieder in die Hocke. Die Arme hängen locker herunter und die Hände berühren den Boden. Der Kopf ist locker gesenkt.

Diese Übung kannst Du einige Male wiederholen.

Hase Langohr ruht sich aus (ab 3 Jahre)

- Knie Dich auf die Unterlage und setze Dich auf deine Fersen (Fersensitz).
- Mit dem Ausatmen beugst Du Dich nach vorne. Die Arme liegen locker neben dem Körper und zeigen nach hinten.
- Dann legst Du die Stirn auf die Unterlage. Langohr ist ganz entspannt und atmet ruhig in seinen Bauch hinein. Langohr erholt sich mehr und mehr in der warmen Sonne und durch die frische, gute Waldluft.
- Nun atmet er die frische Waldluft tief ein und richtet sich wieder auf. Dabei kommst Du auf die Knie und setzt Dich auf Deine Fersen.
- Dann komme in den aufrechten Stand. Spüre, wie gut sich Dein Rücken und Deine Arme anfühlen.

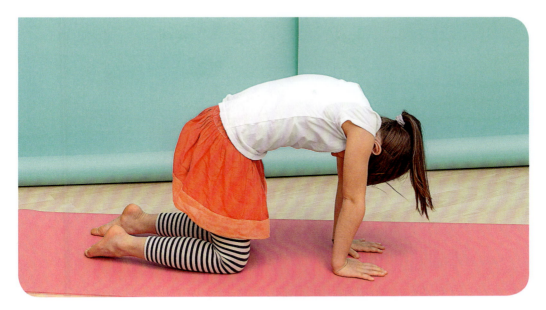

⬆ Mach den Rücken rund.

Katze Karla reckt den Rücken (ab 3 Jahre)

- Katze Karla kommt vorbei und will den Rücken recken und lockern. Dafür gehe in den Vierfüßlerstand auf die Knie und stütze Dich auf die Hände. Du schaust mit geradem Rücken nach unten auf die Unterlage. Die Handflächen liegen auf dem Boden, die Fingerspitzen zeigen nach vorne. Die Unterschenkel sind nach hinten ausgestreckt. Zunächst ist der Rücken gerade wie ein Tisch und Du schaust nach unten.
- Dann hebst Du mit dem Einatmen den Kopf nach oben. Dabei entsteht ein leichtes Hohlkreuz (vorsichtig, nicht übertreiben).
- Beim Ausatmen sinkt der Kopf nach unten zwischen die Oberarme. Der Rücken wird nach oben gewölbt und rund.
- Mit dem Einatmen hebst Du den Kopf dann nach oben. Dabei entsteht ein leichtes Hohlkreuz (vorsichtig, nicht übertreiben).
- Beim Ausatmen sinkt der Kopf nach unten zwischen die Oberarme. Der Rücken wird nach oben gewölbt und rund.
- Diesen Ablauf einige Atemzüge lang wiederholen. Zum Abschluss richte den Oberkörper auf und setze Dich auf deine Fersen (Fersensitz). Spüre, wie gut sich dein Rücken, deine Schultern und dein Nacken anfühlen.

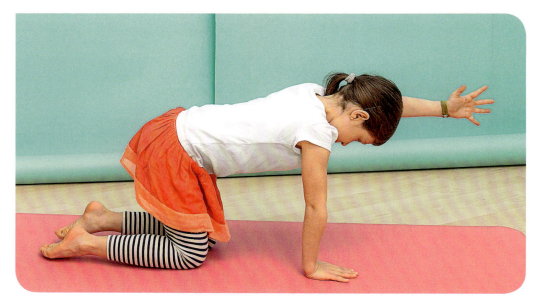

⏶ Langohr streckt sich nach dem Aufwachen.

Langohr streckt Vorder- und Hinterpfoten (ab 3 Jahre)

Langohr wacht auf und möchte seine Vorder- und Hinterpfoten ganz ausstrecken.

- Dafür gehe in den Vierfüßlerstand auf die Knie und stütze Dich auf die Hände. Du schaust mit geradem Rücken nach unten auf die Unterlage.
- Mit dem Einatmen strecke nun einen Arm nach vorne aus. Die Fingerspitzen zeigen nach vorne. Bleibe einen Moment in dieser Haltung und führe dann den Arm mit dem nächsten Ausatmen auf den Boden zurück.
- Nun ist der andere Arm dran. Strecke mit dem Einatmen den Arm nach vorne aus. Die Fingerspitzen zeigen nach vorne. Bleibe einen Moment in dieser Haltung und führe dann den Arm mit dem Ausatmen auf den Boden zurück.
- Nun streckst Du ein Bein mit dem Einatmen waagerecht zum Boden nach hinten aus. Halte diese Stellung einen Moment und führe dann dein Bein auf den Boden zurück.
- Nun das andere Bein. Strecke es mit dem Einatmen nach hinten aus. Halte diese Stellung einen Moment und bringe dein Bein dann zum Boden, sodass Du auf beiden Knien bist.
- Dann steh auf. Spüre, wie gut sich dein Körper, deine Arme, deine Beine und dein Rücken anfühlen.

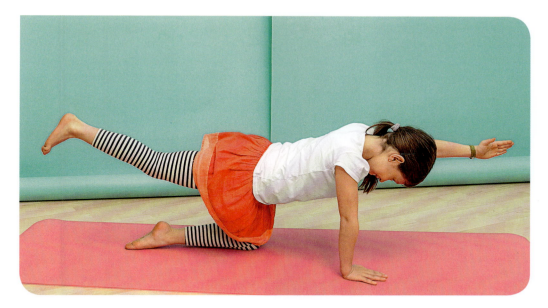

⬆ Langohr hält die Balance.

Langohr balanciert (ab 4 Jahre)

Es handelt sich um die gleiche Übung wie die zuvor. Es werden aber ein Bein und ein Arm gleichzeitig ausgestreckt.

- Gehe in den Vierfüßlerstand auf die Knie und stütze Dich auf die Hände. Du schaust mit geradem Rücken nach unten auf die Unterlage.
- Nun versuche einmal, den rechten Arm und das linke Bein gleichzeitig zu strecken. Der rechte Arm zeigt wieder nach vorne und das linke Bein ist nach hinten ausgestreckt. Versuche, die Balance zu halten. Halte diese Position einige Atemzüge lang und führe dann den Arm und das Bein zum Boden zurück.
- Nun sind der linke Arm und das rechte Bein an der Reihe. Strecke den linken Arm nach vorne aus und gleichzeitig das rechte Bein nach hinten. Versuche wieder, die Balance zu halten. Bleibe einen Moment in dieser Haltung.
- Dann bringe Arm und Bein zum Boden zurück. Stehe auf und komme in den aufrechten Stand. Spüre, wie gut sich Dein Körper, Deine Arme, Deine Beine und Dein Rücken anfühlen.

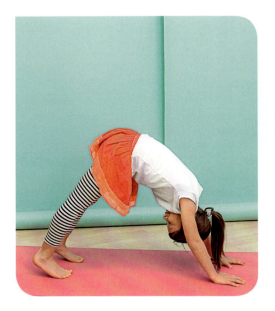

⬆ Langohr streckt den Po in die Luft.

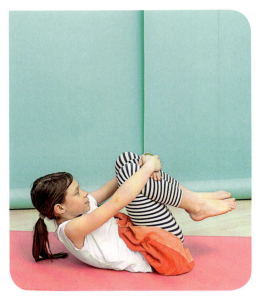

⬆ Langohr schaukelt nach links und rechts.

Langohr streckt Hinterpfoten und Rücken (ab 4 Jahre)

Langohr liegt in der Sonne und reckt sich. Dafür begibst Du Dich auf Hände und Knie in den Vierfüßlerstand.

- Du drückst Dich mit den Zehballen ab und streckst die Beine. Dadurch hebst Du den Po nach oben. Strecke die Arme. Den Kopf locker nach unten hängen lassen.
- Der Rücken ist möglichst gerade. Versuche die Fersen so weit wie möglich auf den Boden zu bringen. Halte diese Stellung einige Atemzüge lang.
- Mit dem Einatmen kommst Du dann auf Knie und Hände in den Vierfüßlerstand.
- Setz Dich auf deine Fersen und spüre, wie gut sich dein Rücken, deine Arme und Beine anfühlen.

Langohr wälzt sich hin und her (ab 4 Jahre)

(Für diese Übung sollte eine dickere Übungsmatte verwendet werden.)

Langohr liegt im duftenden Gras und möchte sich hin und her wälzen.

- Dafür lege Dich mit dem Rücken auf eine Matte und ziehe die Beine zur Brust hin an.
- Dann greifst Du mit den Händen unter die Knie und hebst den Kopf. Der Rücken wird rund, sodass Du leicht zur einen Seite rollen kannst und dann zur anderen. Dabei möglichst nicht zur Seite umkippen, sondern locker hin und her.
- Wälze Dich so einige Male von rechts nach links und von links nach rechts.
- Dann strecke Dich aus und lege Dich auf den Rücken. Spüre, wie entspannt Du daliegst und wie gut sich dein Rücken anfühlt.

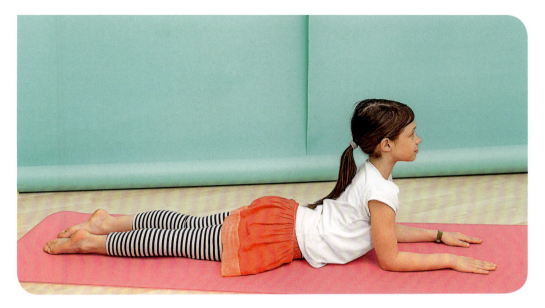

⬆ Langohr hört ein Geräusch und späht.

Langohr passt auf (ab 4 Jahre)

Langohr liegt auf dem warmen Waldboden auf dem Bauch.

- Lege Dich dafür mit dem Bauch auf die Unterlage. Der Kopf dreht zu einer Seite und die Arme liegen locker neben dem Körper.
- Langohr hat ein Geräusch gehört und ist neugierig. Lege Deine Stirn auf die Unterlage und strecke die Arme zuerst nach vorn.
- Stütze Dich dann mit dem Einatmen auf die Ellenbogen. Der Oberkörper hebt sich dadurch nach oben. Der Unterkörper bleibt auf dem Boden. So kann Langohr nach vorne schauen.
- Bleib einen Moment in dieser Haltung und lasse Dich dann mit dem Ausatmen auf den Boden sinken. Drehe den Kopf zur anderen Seite.
- Langohr hört wieder ein Geräusch und ist neugierig. Lege deine Stirn auf die Unterlage und strecke die Arme zuerst nach vorn.
- Stütze Dich dann mit dem Einatmen auf die Ellenbogen. Dadurch hebt sich der Oberkörper an. Langohr kann in den Wald schauen, um zu sehen, woher das Geräusch kommt. Es ist nur ein zwitschernder Vogel.
- Bleibe einen Moment in dieser Haltung und lege Dich dann mit dem Ausatmen wieder auf den Bauch, wobei der Kopf sich zur anderen Seite drehen kann.
- Nun drehe Dich auf den Rücken und ruhe Dich einen Moment aus.
- Zum Schluss beuge Deine Beine an und umfasse die Knie mit den Händen. Ziehe die Knie zum Bauch und bleibe einen Moment in dieser Haltung. Dann loslassen und bequem auf dem Rücken liegen. Spüre, wie gut und entspannt sich Dein Rücken anfühlt. Komme dann in den Stand und spüre, wie gut sich deine Beine, dein Rücken und deine Arme anfühlen.

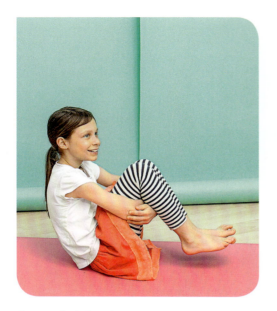
🔺 Langohr balanciert im Sitzen.

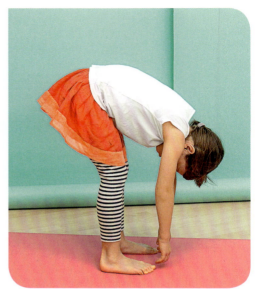
🔺 Langohr begrüßt Farfalla mit einer Verbeugung.

Langohr übt Balance im Sitzen (ab 4 Jahre)

Langohr will für den Turnunterricht in der Hasenschule üben, im Gleichgewicht zu bleiben.

- Dafür setze Dich auf den Boden. Die Füße stehen auf dem Boden und die Knie sind gebeugt.
- Greife mit den Unterarmen unter die Oberschenkel und ziehe sie an den Oberkörper. Die Füße heben leicht vom Boden ab.
- Nun müssen wir auf dem Po balancieren, damit wir im Gleichgewicht bleiben. Probiere das eine Weile.
- Dann stelle die Füße auf den Boden. Komme in den Stand und spüre, wie gut sich deine Beine, dein Rücken und deine Arme anfühlen.

Langohr verbeugt sich (ab 3 Jahre)

Langohr freut sich, Farfalla zu sehen, und verbeugt sich.

- Dafür stelle Dich zunächst aufrecht hin. Die Füße stehen hüftbreit auseinander.
- Fasse nun mit den Händen in die Hüften und lasse den Oberkörper langsam nach vorne und unten sinken. Die Knie können leicht gebeugt sein.
- Wenn der Oberkörper unten ist, auch die Hände nach unten sinken lassen.
- Lasse den Kopf locker nach unten hängen und entspanne den Nacken. Bleibe in dieser Haltung für einige Atemzüge.
- Dann greife mit den Händen in die Hüften und richte Dich langsam auf.
- Bleibe einen Moment aufrecht mit locker herabhängenden Armen stehen und spüre, wie gut und entspannt sich Rücken, Nacken, Arme und Beine anfühlen.

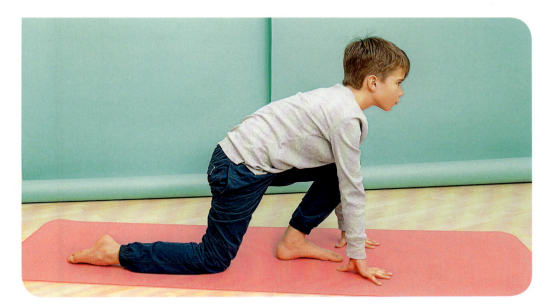

◆ Langohr rennt zur Fee Farfalla.

Langohr will losrennen (ab 4 Jahre)

Langohr hat Farfalla gesehen und möchte sie begrüßen. Er will losrennen und geht in eine Sprinterhaltung.

- Dafür stellst Du Dich hin, wobei die Füße etwa hüftbreit nebeneinanderstehen.
- Nun machst Du mit dem rechten Bein einen großen Schritt nach hinten und lässt Dich dann auf das rechte Knie sinken. Das rechte Bein zeigt nach hinten und das linke Bein ist gebeugt.
- Mit den Händen stützt Du Dich auf der Matte ab. So wie ein Schnellläufer, der vom Startblock losrennen will.
- Der Rücken ist gestreckt, der Blick nach vorne gerichtet. Die Schultern bleiben möglichst entspannt.
- Bleibe einen Moment in dieser Haltung. Dann richte Dich auf und komme in den Stand.
- Nun machst Du mit dem linken Bein einen großen Schritt nach hinten und lässt Dich auf das linke Knie sinken. Das linke Bein zeigt nach hinten und das rechte Bein ist gebeugt.
- Mit den Händen stützt Du Dich auf der Matte ab. Der Rücken ist gestreckt, der Blick nach vorne gerichtet. Die Schultern bleiben möglichst entspannt.
- Bleibe einen Moment in dieser Haltung. Dann richte Dich auf und komme in den Stand. Spüre, wie gut und entspannt sich Rücken, Arme und Beine anfühlen. (Falls genug Platz vorhanden ist, kannst Du auch ein Stück laufen.)

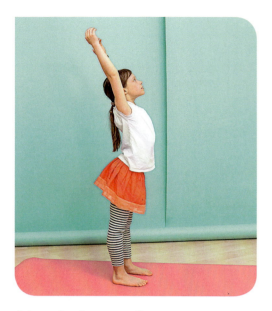

⬆ Langohrs Sonnengruß.

Langohr grüßt die Sonne und die Erde (ab 5 Jahre)

Langohr freut sich über den Sonnenschein und den warmen Waldboden, auf dem er steht. Er möchte die Sonne und die Erde grüßen.

- Du stehst aufrecht. Die Hände sind vor der Brust wie bei der Gebetshaltung aufeinandergelegt.
- Strecke nun mit dem Einatmen die Arme nach oben über den Kopf. Bringe die ausgestreckten Arme etwas nach hinten und beuge Dich leicht nach hinten. Schaue dabei nach oben. So grüßt Langohr die Sonne.
- Beuge den Oberkörper mit dem nächsten Ausatmen nach unten und strecke die Hände zu den Füßen. Gehe dabei leicht in die Knie. Die Fingerspitzen können die Zehen berühren. Bleibe einen Moment in dieser Haltung. So grüßt Langohr die Erde.
- Komme nun wieder etwas hoch, aber bleibe mit gebeugten Knien in der Hocke. Strecke die Arme nach oben und bleibe mit gebeugten Knien einen Augenblick in dieser Haltung.
- Komme nun in den Stand und lege die Handflächen vor der Brust aufeinander. Spüre, wie sich Beine, Rücken und Arme anfühlen.

Und noch einmal. Du stehst aufrecht. Die Hände sind vor der Brust wie bei der Gebetshaltung aufeinandergelegt.

- Strecke nun mit dem Einatmen die Arme nach oben über den Kopf. Bringe die ausgestreckten Arme etwas nach hinten und beuge Dich leicht nach hinten. Schaue dabei nach oben. So grüßt Langohr die Sonne.
- Beuge den Oberkörper mit dem nächsten Ausatmen nach unten und strecke die Hände zu den Füßen. Gehe dabei leicht in die Knie. Die Fingerspitzen können die Zehen berühren. Bleibe einen Moment in dieser Haltung. So grüßt Langohr die Erde.
- Komme nun etwas hoch, aber bleibe mit gebeugten Knien in der Hocke. Strecke die Arme nach oben und bleibe mit gebeugten Knien einen Augenblick in dieser Haltung.
- Komme nun in den Stand und lege die Handflächen vor der Brust aufeinander. Spüre, wie sich Beine, Rücken und Arme anfühlen.

(Die Übung kann – wenn es nicht zu anstrengend wird – auch noch ein drittes Mal wiederholt werden.)

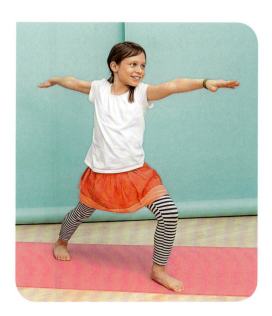

⬆ Im Wald passen Wächter auf.

Wächter im Wald (ab 4 Jahre)

Damit es im Wald sicher ist, gibt es auch Wächter, die ganz aufmerksam sind und aufpassen. Sie stehen ganz aufmerksam und sprungbereit da.

- Stelle Dich fest auf deine Füße. Dann mache mit einem Bein einen großen Schritt nach hinten und stelle den Fuß quer. Der andere Fuß bleibt stehen. Der Oberkörper ist aufrecht und gerade.
- Nun beuge das vordere Bein etwas, sodass Du tiefer kommst und Spannung in dem Bein spürst.
- Den vorderen Arm in Schulterhöhe nach vorne ausstrecken und den hinteren Arm ebenfalls in Schulterhöhe nach hinten strecken. Du schaust nun über Deinen vorderen Arm nach vorne und bist ein ganz aufmerksamer Wächter.
- Halte diese Stellung einen Moment und komme dann in den Stand zurück. Du stehst wieder mit beiden Beinen nebeneinander fest auf dem Boden.
- Nun mache mit dem anderen Bein einen großen Schritt nach hinten und stelle den Fuß quer. Der Oberkörper bleibt aufrecht und gerade.
- Nun beuge das vordere Bein wieder etwas, sodass Du tiefer kommst und Spannung im Bein spürst.
- Den vorderen Arm in Schulterhöhe nach vorne ausstrecken und den hinteren Arm ebenfalls in Schulterhöhe nach hinten strecken. Du schaust nun über Deinen vorderen Arm nach vorne und bist wieder ein ganz aufmerksamer Wächter.
- Halte diese Stellung einen Moment und komme dann in den Stand zurück. Du stehst wieder mit beiden Beinen nebeneinander fest auf dem Boden.
- Die Arme hängen locker herunter. Spüre, wie fest Du da stehst und wie gut sich Rücken und Beine anfühlen.

Atemübungen im Yoga

Der Atem spielt im Yoga eine wichtige Rolle. Grundsätzlich sollte er ruhig und tief sein und vor allem in den Bauch geatmet werden (Zwerchfellatmung). Allerdings macht es meistens wenig Sinn, kleinere Kinder auf diese Atemtechnik hinzuweisen. Sie werden hierfür wenig Verständnis haben und es im besten Fall langweilig finden. Dementsprechend steht der spielerische Umgang mit den Asanas im Vordergrund.

Im Yoga gibt es neben den Asanas auch gezielte Atemübungen, Pranayama genannt. Hierbei geht es um den Atem und die Lebensenergie. Der Atem soll ausgedehnt und bestimmten Regelungen unterworfen werden. Ziele sind die Erlangung tiefer Ruhe und eine Erweiterung des Bewusstseins. Die meisten dieser speziellen Atemübungen sind für Kinder zu kompliziert und lassen sich kaum kindgerecht und spielerisch einsetzen. Eine Ausnahme ist das im Folgenden beschriebene »Nasenspiel«.

Es gibt aber auch Asanas, bei denen die Atmung ausdrücklich in den Übungsablauf einbezogen wird. Hier wird eine Auswahl dieser für Kinder geeigneten Asanas mit Einbezug der Atmung vorgestellt. Während es in der ersten Übung darum geht, dem Kind die Atmung bewusster zu machen, sind die anderen Übungen teilweise etwas anspruchsvoller. Es soll nicht nur auf die Ausführung der Körperhaltung, sondern auch auf eine bestimmte Art der Atmung geachtet werden. Dies kann insbesondere jüngere Kinder überfordern. Auch hier sollte der Schwerpunkt auf einem spielerischen, kindgerechten Vorgehen liegen. Es würde wenig Sinn machen, die Kinder dadurch zu demotivieren, dass sie ständig korrigiert werden. Wichtiger ist, dass sie Freude an den Übungen haben als dass sie die Atemtechnik immer korrekt nachvollziehen. Wenn der Übungsablauf mit dem Wiederholen vertrauter geworden ist, sind Kinder aufnahmebereiter für Rückmeldungen und Änderungsvorschläge. Diese sollten allerdings stets vorsichtig als Angebote formuliert werden, damit nicht der Eindruck entsteht: »Ich habe etwas falsch gemacht«, »Ich habe versagt«. Hier einige Beispiele, wie einem Kind Änderungsvorschläge nahegebracht werden könnten: »Magst Du Folgendes einmal ausprobieren …?«, »Schau einmal, wie ich es mache«, »Wie fühlt sich die Übung an, wenn Du es mal so probierst …?«

Tierstimmen nachmachen

Vorübung: Den meisten Kindern macht es Freude, die Laute von Tieren nachzuahmen. Durch das gemeinsame Imitieren von Tierstimmen wird eine intensivierte Atmung, insbesondere eine vertiefte Ausatmung gefördert.

Wir machen Tierstimmen nach:

Eule: Huuu Huuu
Katze: Miau
Hahn: Kikerikiii
Henne: Gack Gack Gack
Küken: Chiep Chiep
Gorilla: Uaaah
Löwe: Ahrrr
Hund: Wau Wau
Vogel: Piep Piep
Elefant: Törrö Törrö
Biene: Sssssss
Bär: Brummm
Taube: Gurrruh Gurrruh
Ziege, Schaf: Mäh Mäh
Kuh: Muh Muh

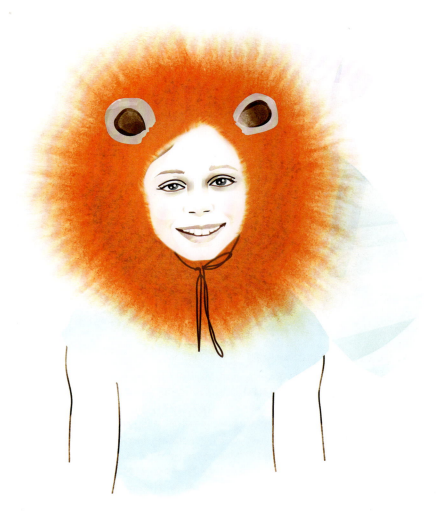

Tipp: Leere Toilettenpapierrollen können den Spaß erhöhen. Durch ein solches Rohr klingt eine nachgeahmte Tierstimme noch interessanter und stärker.

Tierbilder lassen sich für lustige Spiele nutzen. Diese können selbst gemalt oder beispielsweise auch aus dem Internet ausgedruckt werden. Das Laminieren der Bilder hilft, dass sie viele Spiele überstehen.

Spiel 1
Die Tierbilder liegen verdeckt. Die Übungsleitung imitiert eine Tierstimme. Die Kinder dürfen raten, welches Tier das ist. Danach wird das entsprechende Tierbild aufgedeckt und vor den Kindern hingelegt. Gemeinsam wird der Tiername wiederholt und die Tierstimme nachgeahmt. Dann dürfen die Kinder ihre Toiletten-Rollen nehmen und die Tierstimme imitieren.

Spiel 2
Eines der Kinder wählt eine Karte und darf sagen, welches Tier das ist. Alle dürfen mitraten. Der richtige Tiername wird wiederholt und die Tierstimme gemeinsam nachgeahmt. Dann dürfen die Kinder ihre Toilettenrollen nehmen und gemeinsam die Tierstimme imitieren.

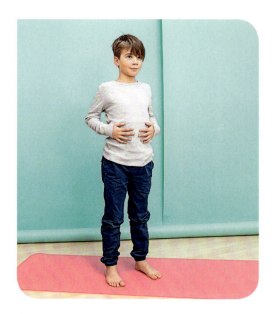
⬆ Zacharias genießt die gute Luft im Zauberwald.

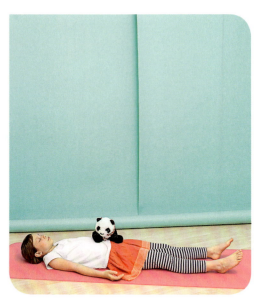
⬆ Farfalla und Langohr atmen.

Die Fee Farfalla atmet die gute Waldluft (ab 3 Jahre)

Bei den Atemübungen sollte darauf geachtet werden, dass die Kinder langsam ein- und ausatmen. Andernfalls könnte leichter Schwindel auftreten. Zacharias möchte ganz bewusst atmen.

- Dafür stellst Du Dich aufrecht hin. Die Füße stehen etwa hüftbreit auseinander.
- Dann legst Du beide Hände auf den Bauch. Nun atme bewusst und langsam in den Bauch.
- Spüre mit den Händen, wie sich dein Bauch mit dem Einatmen wölbt und mit dem Ausatmen senkt. Atme langsam und tief in den Bauch ein und dann langsam und lange aus.
- Wiederhole diese Übung mehrere (langsame) Atemzüge lang. Dann lasse die Arme locker hinuntersinken. Spüre die Entspannung und deinen ruhigen Atem.

Die Fee Farfalla atmet mit Langohr (ab 3 Jahre)

Die Fee Farfalla möchte sich ausruhen und legt sich mit dem Rücken auf den warmen, weichen Waldboden. Langohr kommt angehoppelt und hüpft auf ihrem Bauch. Sie atmet in den Bauch, sodass Langohr beim Einatmen etwas angehoben wird. Beim Ausatmen strömt die Luft hinaus und Langohr sinkt etwas hinab. Farfalla beobachtet dieses Auf und Ab von Langohr beim Ein- und Ausatmen und wird dabei ganz ruhig.

- Dafür lege Dich mit dem Rücken auf die Unterlage. Nun kannst Du ein Kuscheltier (oder Deine Hände) auf Deinen Bauch legen.
- Dein Kuscheltier wird leicht angehoben, wenn Du langsam einatmest.
- Beim Ausatmen sinkt es langsam hinab.
- Beobachte dieses ruhige und langsame Auf und Ab. Spüre, wie ruhig Deine Atmung geht.

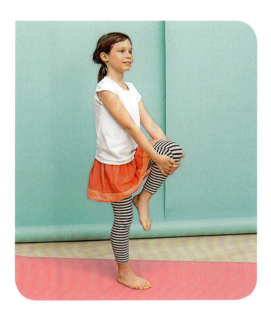

△ Farfalla hält das Gleichgewicht.

Atmen und balancieren (ab 6 Jahre)

Die Fee Farfalla möchte ausprobieren, ob sie bei einer Atemübung gleichzeitig balancieren kann.

- Dafür stellst Du Dich aufrecht hin. Nun hebe ein Bein an und umfasse das Knie mit beiden Händen. (Falls es zu schwer sein sollte, das Gleichgewicht zu halten, kannst Du Dich an eine Wand oder Ähnliches lehnen.)
- Beim Ausatmen ziehst Du das Knie in Richtung Brust. Dadurch kann die Atemluft stärker ausströmen.
- Beim Einatmen lässt Du das Knie etwas los, sodass es sich nach vorne und unten bewegen kann. Dadurch kann die Atemluft besser einströmen.
- Beim Ausatmen ziehst Du dann das Knie wieder in Richtung Brust, sodass die Atemluft wie bei einer Pumpe stärker ausströmen kann.
- Beim Einatmen das Knie dann wieder lockerlassen, damit die Atemluft besser einströmen kann. Versuche, dabei die Balance auf einem Bein zu halten.
- Nach einigen Wiederholungen stelle das Bein wieder auf den Boden und lasse die Arme locker herabhängen.
- Dann ist das andere Bein an der Reihe. Hebe es an und umfasse das Knie mit beiden Händen.
- Beim Ausatmen ziehst Du das Knie in Richtung Brust. Dadurch kann die Atemluft stärker ausströmen.
- Beim Einatmen lässt Du das Knie etwas los, sodass es sich nach vorne und unten bewegen kann. Dadurch kann der Atem besser einströmen.
- Wiederhole die Übung einige Male. Dann stelle das Bein wieder auf den Boden und lasse die Arme locker herabhängen.
- Spüre, wie gut sich Arme und Beine anfühlen. Spüre, wie ruhig Dein Atem geht.

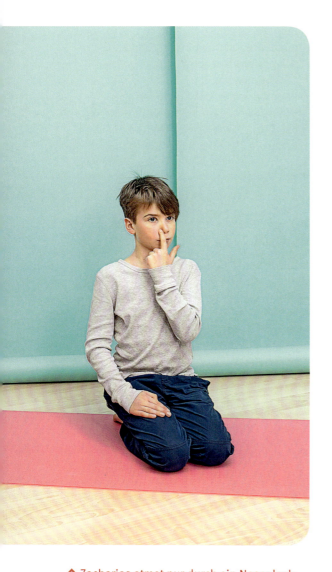

⬆ Zacharias atmet nur durch ein Nasenloch.

Das Nasenspiel (ab 5 Jahre)

(Bei verstopfter Nase sollte von dieser Übung abgesehen werden.)

Zacharias langweilt sich. Darum will sie ein Nasenspiel machen.

- Dafür knie Dich auf Deine Unterlage und setze Dich auf die Fersen (Fersensitz). Bei diesem Spiel atmen wir immer nur durch ein Nasenloch.
- Deshalb halte jetzt einmal mit einem Finger oder dem Daumen das rechte Nasenloch zu und atme fünfmal nur durch das linke ein und aus.
- Dann halte das linke Nasenloch zu und atme fünfmal nur durch das rechte ein und aus.
- Danach lässt Du die Arme locker herabsinken. Spüre, wie ruhig und gleichmäßig Dein Atem geht.

Blumen erwachen und gehen schlafen (ab 4 Jahre)

Wenn im Zauberwald morgens die Sonne aufgeht, erwachen auch die Blumen. Sie öffnen ihre Blütenblätter und wenden sich der Sonne zu. Wenn die Sonne abends untergeht, schließen sich die Blüten wieder.

- Knie Dich auf die Unterlage und setze Dich auf die Fersen. Deine Handflächen legst Du vor der Brust aneinander wie bei der Gebetshaltung.
- Mit dem Einatmen bringst Du die Hände auseinander wie Blütenblätter, die sich öffnen. Dabei in den Bauch atmen. Die Blüte ist nun geöffnet und kann die Sonnenstrahlen aufnehmen.
- Mit dem Ausatmen legst Du die Handflächen wieder aneinander. Der Blütenkelch ist nun wieder geschlossen.
- Dann wieder mit dem Einatmen die Hände wie eine sich öffnende Blüte auseinanderbringen. Die Blütenblätter sind nun wieder geöffnet.
- Mit dem Ausatmen die Handflächen wieder zusammenbringen. Die Blüte ist nun wieder geschlossen.
- Dies einige Atemzüge lang wiederholen. Dann die Arme locker hinabsinken lassen. Spüre, wie entspannt Du Dich fühlst und wie locker und leicht Dein Atem geht.

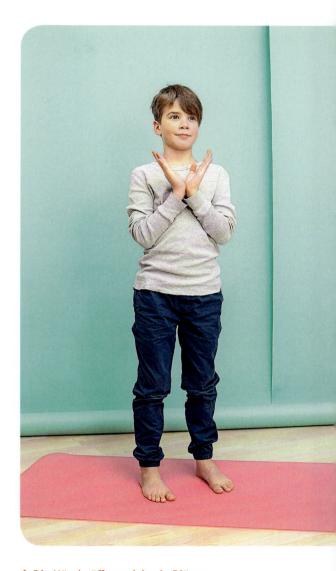

⬆ Die Hände öffnen sich wie Blüten.

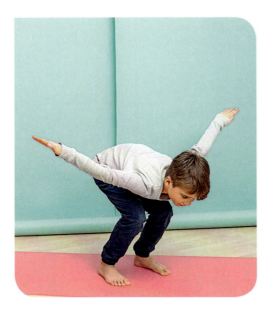

⬆ Die Hummel fliegt durch den Zauberwald.

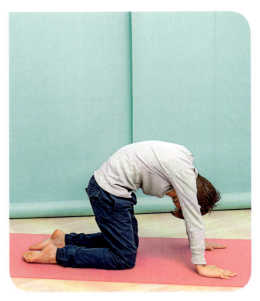

⬆ Kater Karl macht einen Buckel.

Die Hummel (ab 5 Jahre)

Im Zauberwald fliegt eine Hummel fröhlich summend herum.

- Dafür stelle Dich aufrecht hin.
- Nun strecke die Arme in Schulterhöhe seitwärts aus. Beuge die Knie und strecke den Po nach hinten.
- Beuge den gestreckten Oberkörper so weit vor, dass er auf den Oberschenkeln liegt.
- Bewege die Hände wie Flügel hoch und runter und summe wie eine Hummel. Bleibe einen Moment in dieser Stellung.
- Dann richte Dich wieder auf. Spüre, wie gut sich Arme, Rücken und Beine anfühlen. Spüre, wie ruhig und leicht Dein Atem geht.

Farfallas Kater (ab 4 Jahre)

Die Fee Farfalla hat einen Kater. Der Kater Karl lässt sich gerne streicheln und liebt es, seinen Rücken mal rund und mal gerade zu machen. Dabei lässt er ein »Miau!« ertönen.

- Dafür gehe in den Vierfüßlerstand.
- Mit dem Ausatmen mache einen Buckel, also den Rücken rund nach oben wölben. Dabei rufe: »Miau«.
- Mache den Rücken mit dem Einatmen gerade und ein leichtes Hohlkreuz (nicht zu stark). Die Schulterblätter gehen hinten zusammen. Den Kopf etwas anheben.
- Dann mit dem Ausatmen wieder einen Buckel machen. Dabei »Miau« rufen.
- Wiederhole diese Übung einige Male langsam. Richte Dich dann auf und setze Dich auf die Fersen. Spüre, wie sich Dein Rücken anfühlt, wie frei und leicht Dein Atem geht.

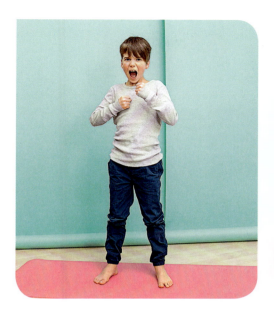

⬆ Der Gorilla ist wütend.

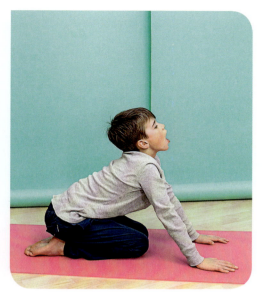

⬆ Der Löwe brüllt laut »Ahrrr!«

Der Gorilla (ab 3 Jahre)

Tief im Zauberwald lebt auch ein Gorilla. Der trommelt gegen seine Brust und brüllt laut »Uaaah!«.

- Dafür stellst Du Dich aufrecht hin. Durch die Nase tief einatmen und durch den Mund ausatmen.
- Rufe mit dem Ausatmen laut »Uaaah!« und trommele dazu mit den Fingern oder vielleicht auch mit den Fäusten leicht auf die Brust.
- Wiederhole das einige Atemzüge lang. Dann lasse die Arme sinken. Spüre, wie ruhig und frei Dein Atem geht.

Der Löwe (ab 5 Jahre)

- Knie Dich auf den Boden und setze Dich auf die Fersen (Fersensitz). Die Hände berühren vor Dir den Boden. Strecke den Rücken so lang wie möglich.
- Beim Einatmen hebe die Brust an, beuge den Kopf in den Nacken und schau nach oben.
- Dann beim Ausatmen langsam nach vorne beugen und wie ein Löwe grollen »Ahrrr!« – möglichst lange.
- Mit dem Einatmen den Rücken so lang strecken und gerade machen wie möglich. Die Brust anheben, Kopf in den Nacken beugen und nach oben schauen.
- Dann mit dem Ausatmen langsam nach vorne beugen und lange wie ein Löwe grollen »Ahrrr«.
- Wiederhole dies einige Male. Dann komme in den Stand und spüre, wie leicht und ruhig Dein Atem geht.

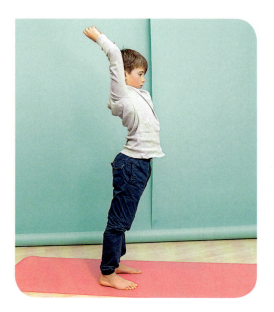
⬆ Der Holzhacker bei der Arbeit.

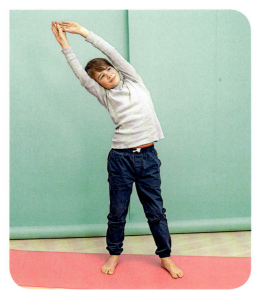
⬆ Der Mond steht als silberne Sichel am Himmel.

Der Holzhacker (ab 4 Jahre)

Im Zauberwald gibt es natürlich viel Holz. Daher gibt es auch einen Holzhacker, der das Holz zum Heizen klein hackt.

- Dafür stellst Du Dich aufrecht hin. Die Beine stehen etwas auseinander, damit Du einen sicheren Stand hast. Achte auf Deinen Atem, wie er ein- und ausströmt.
- Du faltest die Hände vor dem Körper, als würdest Du den Griff der Axt halten, und hebst sie mit dem nächsten Einatmen bis über den Kopf nach oben an.
- Dann lässt Du die Arme mit dem Ausatmen nach unten sausen bis zwischen die Beine und rufst: »Hack«.
- Mit dem Einatmen dann aufrichten.
- Diese Übung einige Male wiederholen. Dann aufrecht hinstellen, die Arme locker herabhängen lassen. Spüre, wie gut sich Arme, Rücken und Beine anfühlen. Und wie ruhig und leicht Dein Atem geht.

Die Mondsichel und der Atem (ab 5 Jahre)

Inzwischen ist es im Märchenwald Abend geworden.

- Du stellst nun die Mondsichel dar. Dafür streckst Du die Arme über den Kopf und legst die Fingerspitzen aneinander.
- Dann beugst Du Dich mit dem Einatmen seitwärts zu einer Seite. So wie eine Mondsichel.
- Mit dem Ausatmen kommst Du zur Mitte zurück.
- Mit dem Einatmen beugst Du Dich seitwärts zur anderen Seite.
- Mit dem Ausatmen kommst Du zur Mitte zurück.
- Wiederhole diese Übung einige Male. Dann kehre in eine aufrechte Haltung zurück und lasse die Arme hinuntersinken. Spüre, wie gut sich Arme, Oberkörper und Rücken anfühlen.

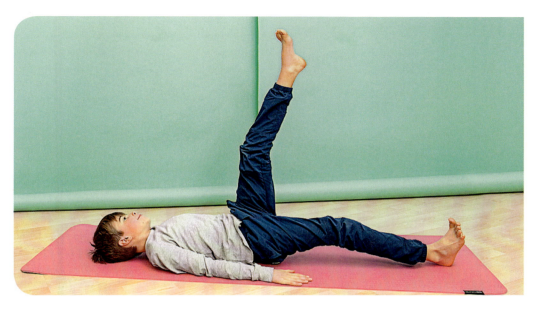

⬆ Zauberer Zacharias macht vor dem Schlafen Atemgymnastik.

Atemgymnastik (ab 6 Jahre)

Abends freut sich der Zauberer Zacharias, dass er sich endlich in sein Bett legen kann.

- Lege Dich dafür auf eine Übungsmatte oder eine Decke. Die Arme liegen neben dem Körper, die Beine sind ausgestreckt.
- Hebe nun mit dem Einatmen ein Bein an, bis es senkrecht nach oben zeigt.
- Mit dem Ausatmen winkele dann das Knie an und umfasse es mit beiden Händen. Ziehe es an den Oberkörper heran.
- Mit dem Einatmen das Bein dann nach oben strecken.
- Mit dem Ausatmen lässt Du es dann auf die Unterlage sinken. Diese Übung wird dann mit dem anderen Bein wiederholt.
- Zum Abschluss bleibst Du einige Atemzüge lang mit ausgestreckten Beinen und neben dem Körper liegenden Armen liegen. Spüre, wie gut sich Beine, Oberkörper und Rücken anfühlen.

Entspannungsgeschichten und Yoga

Die bisher vorgestellten Yoga-Übungen wurden in einem thematischen Zusammenhang dargestellt. Anders als Erwachsene bevorzugen Kinder die Integration der Übungen in Geschichten. Wenn die Übungen bekannt sind, kann dazu übergegangen werden, sie in unterschiedliche kindgerechte Rahmenhandlungen einzubauen. Diese Geschichten können selbst erfunden und auch verändert werden. Im Folgenden werden drei Yoga-Geschichten vorgestellt, die für Kinder ab 3 Jahren, 4 Jahren und ab etwa 5 Jahren geeignet sind. Es ist empfehlenswert, mit den Kindern zunächst die in der jeweiligen Geschichte vorkommenden Übungen zu erarbeiten, hierbei helfen die ausführlichen Anleitungen ab S. 66. Die Geschichte sollte nicht nur erzählt werden. Vielmehr ist es günstig, die Übungen zu demonstrieren und gemeinsam mit den Kindern zu üben, um ihnen ein Modell zu bieten.

Durch die jeweilige Geschichte ergibt sich eine bestimmte Übungsreihe. Einen schnellen Überblick bieten die Flows ab S. 96. Die Geschichten müssen nicht ständig gewechselt werden. Die meisten Kinder lieben Wiederholungen, um das Erlernte vertiefen zu können. Ein ständiger Wechsel könnte zu einer Reizüberflutung und einer Überforderung führen. Es sollte bedacht werden, dass ein wesentliches Ziel in der Förderung von Entspannungsfähigkeit und Gelassenheit liegt. Das rechte Maß für beruhigende Wiederholungen und interessante Neuerungen ist wichtig. Häufig geben die Kinder Hinweise, ob sie eine bestimmte Lieblingsgeschichte noch einmal durchführen möchten oder ob es Zeit für etwas Neues ist.

Die Sonne (ab 3 Jahre)

Im Märchenwald gibt es einen großen, hohen Berg (1). Auf dem Gipfel des Berges weht ein kräftiger Wind. Durch den Wind werden die Wolken weggeblasen und die Sonne erstrahlt. Die Sonne schaut auf den Märchenwald. Sie geht morgens auf und sie geht abends unter (2). Die Pflanzen und die Tiere freuen sich über den Sonnenschein. Die kleinen Bäume brauchen den Sonnenschein, um wachsen zu können. Sie brauchen kräftige Wurzeln im Boden (3), um fest auf der Erde zu stehen. Die Bäume wachsen und bekommen Äste (4). Es kommt ein Wind auf und die Bäume beginnen zu schwanken (5). Nun lässt der Wind nach. Häschen Langohr liebt die Sonne. Es liegt in seiner kleinen, gemütlichen Kuhle (6) und genießt die Wärme der Sonne auf dem Fell. Katze Karla liegt ebenfalls gemütlich in der Sonne. Nun möchte sie aufstehen und sich bewegen. Erst einmal möchte sie den Rücken recken und strecken. Dann geht sie auf Mäusejagd. Im Märchenwald wird es Abend. Die Sonne geht unter. Am Himmel leuchtet die Mondsichel (8). Langohr ist müde und legt sich zum Schlafen in eine gemütliche Kuhle (9).

Langohr macht einen Ausflug (ab 4 Jahre)

Langohr liegt in seiner gemütlichen Kuhle. Es ist ein schöner Morgen und Langohr hat Lust, einen Ausflug zu machen. Er möchte seinen Freund, den Frosch Fridolin, besuchen. Aber erst einmal will Langohr richtig wach und fit werden. Dafür streckt er die Vorder- und Hinterpfoten (10) und balanciert dabei (11). Danach ist das Strecken der Hinterpfoten und des Rückens dran (12). Um noch wacher zu werden, wälzt Langohr sich genüsslich hin und her (13). Sein Freund

Fridolin wohnt auf dem hohen Berg im Zauberwald. Langohr steigt auf den hohen Berg. Oben auf dem Gipfel ist es sehr windig. Die Bäume schwanken im Wind (14). Der Wind lässt jetzt nach. Langohr sieht den Baum mit den langen Zweigen. Es ist eine Weide, deren Zweige hoch in den Himmel wachsen und auch bis zur Erde reichen (15). Dort gibt es auch einen kleinen Teich, in dem Fridolin wohnt. Fridolin sitzt auf einem Blatt im Teich und freut sich, Langohr zu sehen. Langohr begrüßt Fridolin mit einer Verbeugung (16). Sie haben sich viel zu erzählen. Plötzlich bekommt Fridolin einen Schreck. Er hat etwas gehört und hat Angst, dass ein Storch ihn holen will. Langohr stellt sich wie ein Wächter hin und passt auf (17). Er lauscht mit seinen langen Ohren. Das Geräusch kommt aber nur von einem zwitschernden Vogel. Es ist kein Storch in der Nähe. Das beruhigt Fridolin. Inzwischen ist es Abend geworden und eine Mondsichel ist am Himmel zu sehen (18). Langohr und Fridolin sind müde (19). Langohr legt sich zum Schlafen in eine gemütliche Kuhle. Dann legt er sich auf den Rücken mit ausgestreckten Beinen und spürt, wie gut sich die Arme, der Rücken und die Beine anfühlen.

(Die Geschichte kann Mädchen auch mit »Häsin Langohr« als Protagonistin erzählt werden. »Häschen Langohr« kann bei kleineren Kindern in gemischten Gruppen genutzt werden.)

Abenteuer im Zauberwald
(ab 5–6 Jahre)
Der Zauberer Zacharias macht im Zauberwald einen Spaziergang. Er trifft seinen Freund, den Hasen Langohr. Beide freuen sich über den warmen Sonnenschein und den warmen Waldboden. Nun möchte sich Zacharias ausruhen und auf einen Stuhl setzen. Dafür zaubert er sich einen Stuhl herbei (20). Langohr ist langweilig. Er möchte sich austoben und loslaufen (21). Zacharias freut sich über die gute Luft und den angenehmen Duft im Zauberwald. Er möchte die gute Luft ganz bewusst atmen und genießen (22). Zacharias freut sich über die schönen Blumen im Zauberwald. Morgens öffnen die Blumen ihre Blütenblätter und wenden sich der Sonne zu. Wenn die Sonne abends untergeht, schließen sich die Blüten der Blumen (23). Während Zacharias die Blumen betrachtet, kommt eine Hummel angeflogen (24). Der Kater (25) kommt und lässt sich streicheln. Er liebt es, seinen Rücken mal rund und mal gerade zu machen. Dabei lässt er ein »Miau« ertönen. Plötzlich wird es im Märchenwald sehr laut. Die Schläge einer Axt tönen durch den Wald. Zacharias sieht, dass ein Holzhacker umgestürzte Bäume klein hackt (26). Er macht daraus Brennholz. Der Lärm stört einen Gorilla (27), der auch im Zauberwald wohnt. Er ist wütend und trommelt gegen seine Brust. Dabei brüllt er »Uaaah!«. Auch der Löwe (28) wacht durch den Lärm auf. Er holt tief Luft und grollt laut »Ahrrr«. Langohr und Kater Karl bekommen Angst vor dem Gorilla und dem Löwen. Zacharias hebt seinen Zauberstab und zaubert einen tiefen Wassergraben. Der Gorilla und der Löwe sind sehr wasserscheu und bleiben auf der anderen Seite. Inzwischen ist es Abend geworden. Langohr und Karl legen sich zum Schlafen auf den warmen Waldboden. Bevor sie einschlafen, machen sie Atemgymnastik (29). Dann ruhen sie auf dem warmen Waldboden und spüren, wie gut sich die Arme, der Rücken und die Beine anfühlen.

(Für Mädchen kann bei Bedarf als Protagonistin die Fee Farfalla anstatt des Zauberers Zacharias gewählt werden.)

Die Sonne

Langohrs Tag im Märchenwald, vom Sonnenaufgang bis zum Schlafengehen. Diese Entspannungsgeschichte eignet sich für Kinder ab 3 Jahren.

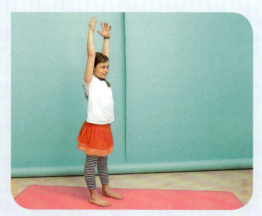
⬆ 1 Der Berg

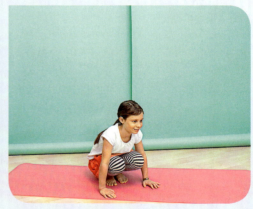
⬆ 2 Die Sonne geht auf

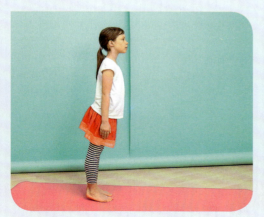
⬆ 3 Wurzeln

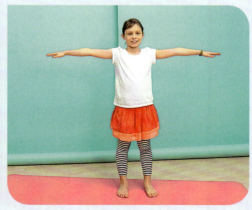
⬆ 4 Äste

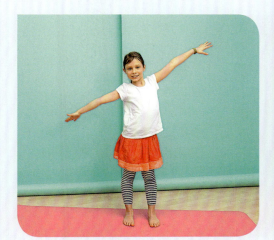
⬆ 5 Wind

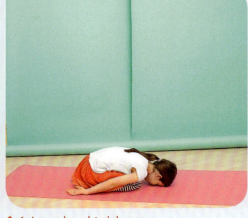
⬆ 6 Langohr ruht sich aus

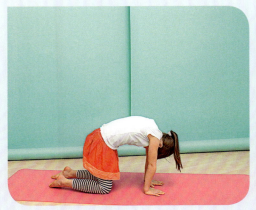
⬆ 7 Katze Karla

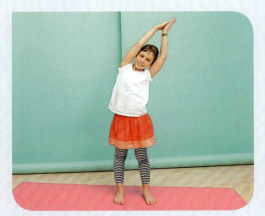
⬆ 8 Die Mondsichel

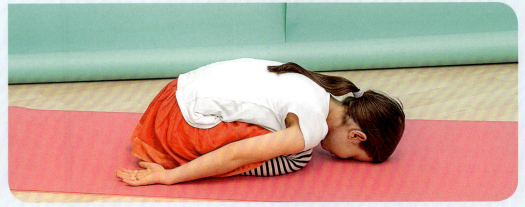
⬆ 9 Langohr ruht sich aus

Langohr macht einen Ausflug

Langohr will seinen Freund Fridolin Frosch besuchen.
Diese Entspannungsgeschichte eignet sich für Kinder ab 4 Jahren.

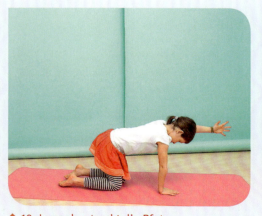

⬆ 10 Langohr streckt die Pfoten

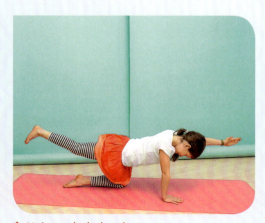

⬆ 11 Langohr balanciert

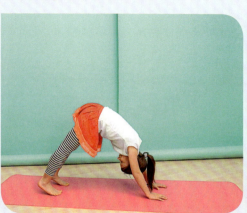

⬆ 12 Langohr streckt Hinterpfoten und Rücken

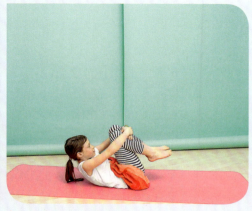

⬆ 13 Langohr wälzt sich

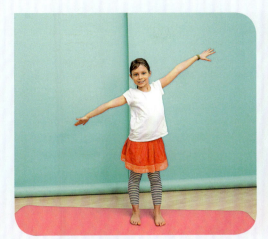
⌃ 14 Wind

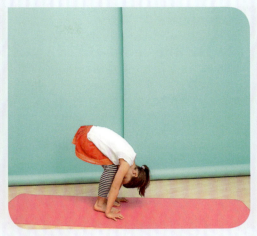
⌃ 15 Zweige

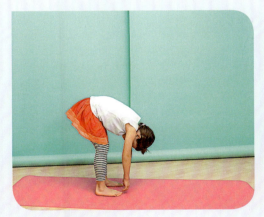
⌃ 16 Verbeugung

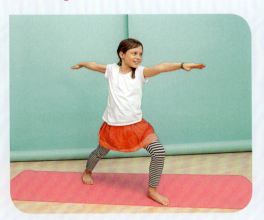
⌃ 17 Der Wächter

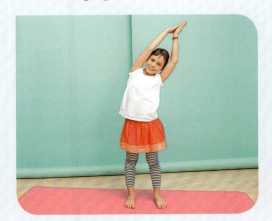
⌃ 18 Die Mondsichel

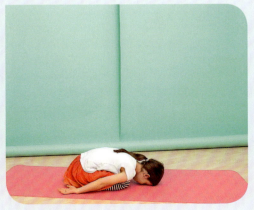
⌃ 19 Langohr ruht sich aus

Abenteuer im Zauberwald

Der Zauberer Zacharias verbringt einen spannenden Tag im Zauberwald. Diese Entspannungsgeschichte eignet sich für Kinder ab 5 Jahren.

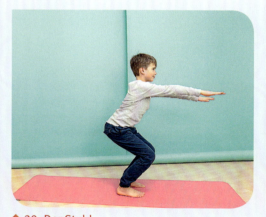

⬆ 20 Der Stuhl

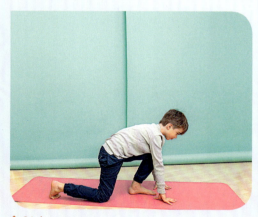

⬆ 21 Losrennen

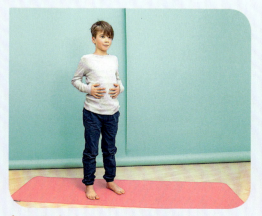

⬆ 22 Zacharias atmet die gute Waldluft

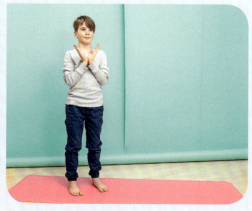

⬆ 23 Blumen erwachen

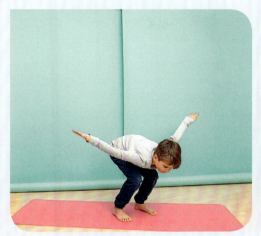
⌃ 24 Die Hummel

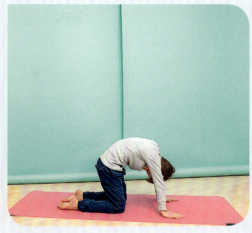
⌃ 25 Kater Karl

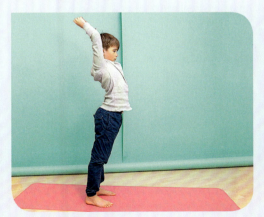
⌃ 26 Der Holzfäller

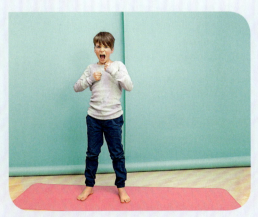
⌃ 27 Der Gorilla

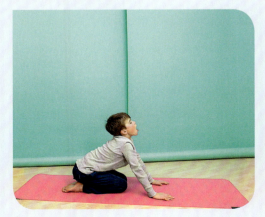
⌃ 28 Der Löwe

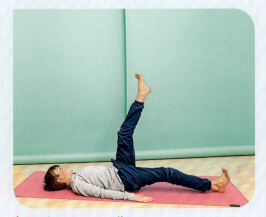
⌃ 29 Atemgymnastik

Reise durch den Körper

Um noch mehr zu entspannen, kann man in der Vorstellung noch einmal den Körper Muskelgruppe für Muskelgruppe durchgehen.

Anleitungstext:

Spüre, wie sich der Körper Muskelgruppe für Muskelgruppe mehr und mehr gelöst und gelockert hat ... Spüre und genieße die angenehme Entspannung ...

Du kannst Dich vielleicht noch mehr entspannen, indem Du die verschiedenen Körperbereiche im Geiste erneut durchgehst. Achte zunächst auf die Füße. Wie fühlt es sich hier an ...? Weiter zu den Unterschenkeln. Was spürst Du hier ...? Wie ist es in den Oberschenkeln ...? Spüre die Pomuskeln. Wie fühlt es sich hier an ...? Wie fühlt es sich im Bereich der Bauchmuskeln an ...? Weiter zum Rücken. Was spürst Du hier ...? Wie ist es im Bereich der Schultern ...? Wie fühlt sich der Nacken an ...? Wie ist es im Gesicht? Im Bereich der Stirn ..., der Augen ..., der Wangen ..., der Kaumuskeln ..., des Mundes ... Weiter zu den Oberarmen. Wie fühlen sie sich an? ... Wie fühlen sich die Unterarme an ...? Und schließlich die Hände: Wie fühlt es sich hier an ...?

Die Entspannung kann sich mehr und mehr ausdehnen und tiefer und tiefer werden.

Hier kannst Du mit den Übungen aufhören oder auch weiter in der Entspannung bleiben. Wenn Du aufhören willst, machst Du Folgendes:

- Arme mehrmals fest anbeugen, recken, strecken, räkeln
- gut durchatmen
- Augen auf

Wie der Lernprozess gefördert werden kann

Wie bereits betont, soll sich die Vermittlung der Yoga-Übungen an den individuellen Bedürfnissen und Besonderheiten orientieren und nicht schematisch erfolgen. Dies bedeutet auch eine Ermutigung zum Experimentieren, um herauszufinden, was dem jeweiligen Kind entspricht. Die Ausführungen im Abschnitt zur PR über die Möglichkeiten der Förderung des Lernprozesses gelten in ähnlicher Weise für die Vermittlung der Yoga-Übungen und können dort nachgelesen werden. An dieser Stelle soll Wesentliches in Form von Trainingsregeln zusammengefasst werden.

Trainingsregel 1 Zu Beginn ist es wichtig, mit den Übungen vertraut zu werden. Nicht Perfektions- und Leistungsstreben sollten im Vordergrund stehen, sondern die Freude an den Übungen.

Trainingsregel 2 Die gesundheitlich günstige Wirkung der Yoga-Übungen beruht nicht in erster Linie auf einzelnen Übungen, sondern auf dem langfristigen, regelmäßigen Training: Am besten täglich oder mehrmals in der Woche einige Übungen praktizieren.

Trainingsregel 3 Übermäßige Anstrengungen und Überdehnungen sind zu vermeiden, körperliche Grenzen zu respektieren. Ruhiges und vertieftes Atmen bietet anders als Pressatmung und Luftanhalten einen gewissen Schutz vor Überforderungen.

Yoga im Alltag

Da die gesundheitlich positive Wirkung des Yoga vor allem auf dem längerfristigen, regelmäßigen Üben beruht, sollte das

Training am besten täglich ein bis drei Mal praktiziert werden. Der Wert des Trainings entfaltet sich erst vollständig nach längerer Übungsdauer und ist vor allem in der vorbeugenden günstigen Wirkung auf das körperliche und seelische Wohlbefinden zu sehen. Es ist natürlich möglich, die jeweilige Übungsdauer der zur Verfügung stehenden Zeit anzupassen. Auch wenn 30 Minuten täglich optimal wären, ist es besser, 5–10 Minuten zu üben, als es auf morgen zu verschieben.

Für den Übungsprozess kann die Kopplung an regelmäßige Tagesabläufe günstig sein. Beispielsweise profitieren viele Kinder davon, abends vor dem Schlafengehen oder direkt nach dem Aufstehen Yoga-Übungen zu machen. Auf diese Weise kann die Schlafqualität intensiviert und der Start in den Tag verbessert werden. Kurze Yoga-Sequenzen können den Alltag auflockern: bei den Hausaufgaben, vor und nach dem Spielen, einfach mal zwischendurch …

Stressbelastungen im Alltag können mithilfe von Yoga-Übungen besser abgebaut und gemeistert werden. Falls es beispielsweise in der Schule Aufregungen und Ärger gegeben haben sollte, die auch nach der Schule noch weiterwirken und von den Hausaufgaben ablenken, kann ein Ausagieren mithilfe geeigneter Yoga-Übungen Entlastung bringen. Hierfür eignen sich besonders die bewegungs- und atmungsaktiveren Übungen wie »Gorilla«, »Löwe« und »Holzhacker«. Diese Übungen können auch mit anderen Yoga-Übungen, mit Zapchen, AT, PR oder mit Fantasiereisen kombiniert werden, um die Entspannungswirkung zu verstärken.

Sicher ist es besonders angenehm, wenn ein ruhiger Raum mit Matten und Decken zur Verfügung steht. Aber wie bereits im Abschnitt über die PR beschrieben, sind optimale Bedingungen keine Voraussetzung für das Üben. Nur wenn wir uns darauf einstellen, auch unter nicht optimalen Bedingungen üben zu können, sind wir in der Lage, unser Training wirklich in den Alltag zu integrieren. Besonders die Möglichkeit, zwischendurch kurz zu üben, um sich vom Alltagsstress zu erholen, ist gesundheitlich sehr vorteilhaft. Denn damit steht Kindern eine günstige Art der Stressbewältigung jederzeit zur Verfügung. Insbesondere die Übungen im Stehen können ohne Hilfsmittel wie Matten oder Decken in den meisten Alltagssituationen praktiziert werden.

Yoga gemeinsam üben

Das gemeinsame Üben von Eltern und Kindern ist besonders zu empfehlen. Wenn Yoga in Gruppen geübt wird, sollten möglichst nicht mehr als 8 Kinder daran teilnehmen, um allen Kindern gerecht werden zu können.

Insbesondere bei jüngeren Kindern ist das gemeinsame Üben mit den Eltern und vielleicht auch Geschwistern sehr vorteilhaft. Für sich allein sind Kinder oft nicht bereit, die Yoga-Übungen zu praktizieren. Erst wenn die Mutter oder der Vater gemeinsam mit ihnen üben, lassen sie sich auf das Training ein.

Natürlich profitieren nicht nur Kinder, sondern auch die Eltern von den Übungen. Im Abschnitt über PR wurde bereits darauf hingewiesen, dass sich Stressbelastungen, denen die Eltern ausgesetzt sind, nicht selten schädlich auf die Kinder auswirken.

Zapchen – locker werden, Spaß haben

Jetzt wird es richtig lustig. Beim Zapchen geht es ebenfalls um Entspannung – aber auf lebhafte Art und Weise und mit viel Spaß und Lachen.

Zapchen ist ein psychotherapeutischer Ansatz, der von der amerikanischen Psychotherapeutin Julie Henderson entwickelt wurde. Diese Methode basiert auf der Grundannahme, dass Geist, Körper und soziale Umwelt in enger Wechselbeziehung miteinander stehen (Embodiment).

Diese Wechselbeziehungen konnten in verschiedenen wissenschaftlichen Experimenten belegt werden. So wurde festgestellt, dass Veränderungen in der Anspannung der Gesichtsmuskeln bei Versuchspersonen zu emotionalen Veränderungen führten. In einer Studie brachte man Versuchspersonen unter einem Vorwand dazu, einen Stift zwischen die Zähne zu nehmen, was die für das Lächeln zuständigen Muskeln im Gesicht aktiviert. Das führte dazu, dass Cartoons deutlich lustiger beurteilt wurden als ohne ein solches Vorgehen. Allein die Anspannung der für das Lächeln zuständigen Muskeln im Gesicht führt offenbar zu einer Stimmungsverbesserung.

Aber auch andere Gefühle lassen sich durch Aktivierung verschiedener Gesichtsmuskeln hervorrufen. Wenn Menschen willkürlich Gesichtsausdrücke zeigen, die bei Angst, Zorn, Ekel und Trauer normalerweise auftreten, kommt es zu den für das jeweilige Gefühl typischen seelischen und körperlichen Reaktionen.

Dementsprechend ist es durchaus empfehlenswert, öfter einmal bewusst zu lächeln, da dies zur Verbesserung unserer Stimmung beitragen kann.

Körper und Seele beeinflussen sich

Der Einfluss körperlicher Veränderungen ist nicht nur auf die Mimik begrenzt. Vielmehr wirken unsere gesamte Haltung, Gestik und Muskelspannung auf unsere seelische Gestimmtheit. Wenn jemand beispielsweise den Kopf hängen lässt, statt erhobenen Hauptes durch die Welt zu gehen, wird dies

> **Was ist Zapchen? Kurz gefasste Erläuterung für Kinder**
>
> Zapchen sind einfache, lustige Übungen, die dem Körper und der Seele guttun. Jeder kann diese Übungen machen, und sie machen viel Spaß. Hinterher fühlen sich Arme, Rücken, Beine und der ganze Körper gut an. Außerdem sind wir dann ruhiger und entspannter. Wenn wir regelmäßig üben, werden wir stärker und gelenkiger. Zapchen ist gut für die Gesundheit und wir können leichter lernen.

zu einer eher bedrückten Stimmungslage beitragen. Daher sollten wir auf eine aufrechte Haltung mit erhobenem Kopf achten, um unsere Stimmung und unser Wohlbefinden zu verbessern.

Der Begriff Zapchen stammt aus dem Tibetischen und hat viele Bedeutungen. Sie reichen von der Ungezogenheit lebhafter Kinder bis zu überraschend weisem und spontan wohltuendem Verhalten.

Für welches Alter eignen sich Zapchen-Übungen?

Das spontane Verhalten von Kindern hat Julie Henderson zur Entwicklung von Zapchen angeregt. Dementsprechend sind die Übungen für Kinder geeignet. Einige Übungen können in der Familie bereits einjährigen Kindern nahegebracht werden. Die Übung »Komisch sprechen« setzt dagegen natürlich schon ein gewisses Sprachverständnis und Sprachfähigkeiten voraus. Die Übung »Sich locker hängen lassen« kann von Kindern ab etwa zwei bis drei Jahren nachvollzogen werden.

Geeignete Übungssituationen für Kinder

Eltern und Kinder sollten gemeinsam üben. Die Eltern demonstrieren die Übungen, die von den Kindern nachgemacht werden.

Falls in Gruppen geübt wird, sollten möglichst nicht mehr als 8 Kinder teilnehmen. Ab 10 Kindern wird es erfahrungsgemäß schwierig, noch konzentriert zu üben.

Zur Rolle von Eltern, Pädagogen und Therapeuten

Die hier vorgestellten Übungen werden am besten zunächst von den Erwachsenen ausprobiert, bevor sie dann gemeinsam mit den Kindern geübt werden. Es geht vor allem um Spaß an den Übungen. Falls etwas nicht gleich klappen sollte, ist das völlig in Ordnung. Wenn es zu gemeinsamem entspannenden Lachen kommt, ist ein wichtiges Ziel der Übungen erreicht. Die Übungen sind so konzipiert, dass sie kaum falsch gemacht werden können.

Zapchen-Übungen für Kinder

Julie Henderson hat Zapchen-Übungen entwickelt, deren Ziel es ist, Wohlbefinden direkt herzustellen und zu verstärken. Dabei geht es unter anderem um freiere Bewegung, Atmung und Stimme. Auf einfache und spielerische Art wird Wohlbefinden hervorgerufen oder verstärkt.

Viele der Übungen werden ansatzweise auch spontan von spielenden Kindern gezeigt. Hier kommen nun konkrete Einzelübungen, die zu einer Geschichte kombiniert werden können.

Gähnen

Bei dieser Übung geht es darum, bewusst zu gähnen. Also gut einatmen und den Mund weit öffnen. Das Gähnen wird auch dadurch angeregt, dass wir Gähn-Geräusche machen. Außerdem ist es meistens ansteckend, wenn andere gähnen.

Warum? Durch intensives und wiederholtes Gähnen soll die Muskulatur im Rachen- und Nackenbereich entspannt werden. Außerdem wird die Produktion von Speichel, Augenflüssigkeit und Serotonin im Gehirn angeregt. Insgesamt wirkt sich die Übung angenehm regulierend auf Gehirn und Wirbelsäule aus.

Nickerchen

Unter einem »Nickerchen« versteht Julie Henderson Entspannung jeder Art. Daher geht es bei dieser Übung darum, sich entsprechend den eigenen Bedürfnissen zu entspannen. Vielleicht möchten sich die Kinder auf eine Matte legen und sich zusammenrollen oder in eine Decke kuscheln. Es kann sein, dass sie nur kurz oder vielleicht auch etwas länger ausruhen möchten. Es kann auch angenehm sein, zu gähnen und sich zu recken und zu strecken, um dann zu ruhen.

Warum? Julie Henderson hält diese Übung für besonders wichtig. Wir neigen dazu, Übungen zu Aufgaben, Arbeit und Anstrengung werden zu lassen. Dann sind diese Übungen allerdings nur ein weiterer Teil unseres Stressprogramms, statt uns einen Ausweg aus unserem gewohnten Stress zu bieten. Daher ist es für unser Wohlbefinden so wichtig, immer wieder innezuhalten und uns zu entspannen. Nicht nur das Wohlbefinden, sondern auch Lernprozesse werden durch wiederholte Entspannungsphasen gefördert.

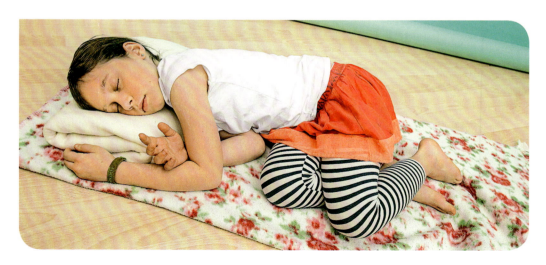

⬆ Ein Nickerchen sorgt für Entspannung.

Schaukeln

- Für diese Übung setzen wir uns im Schneidersitz auf den Boden oder auf einen Stuhl. Wir wiegen uns sanft aus der Hüfte heraus von einer Seite zur anderen. Dies sollte in einem angenehmen Rhythmus geschehen. Etwa 20-mal pro Minute hin und her schwingen wird von den meisten als angenehm und beruhigend empfunden. Aber vor allem geht es darum, den eigenen wohltuenden Rhythmus zu finden.
- Die Richtung des Schaukelns kann nach einiger Zeit auch geändert werden. Wir schaukeln dann vor und zurück.
- Statt mit dem ganzen Rumpf kann auch probiert werden, nur mit dem Kopf, den Händen und den Füßen zu schaukeln.

Warum? Pulsieren ist eine Grundvoraussetzung für das Leben. Beispielsweise pulsiert unser Herz. Blut durchströmt unseren Körper in einem pulsierenden Rhythmus. Auch Magen und Darm sowie andere Organe arbeiten in pulsierender Weise. Unser körperliches Wohlbefinden hängt dementsprechend mit harmonischem Pulsieren unseres Organismus zusammen. Insbesondere Kinder schaukeln immer mal wieder spontan hin und her, um Spannungen abzubauen oder einfach, weil es ihnen Spaß macht. In diesem Zusammenhang wird vielleicht auch verständlich, warum Kinder sich immer wieder gern auf eine Schaukel setzen und das mehr oder weniger intensive Auf und Ab genießen.

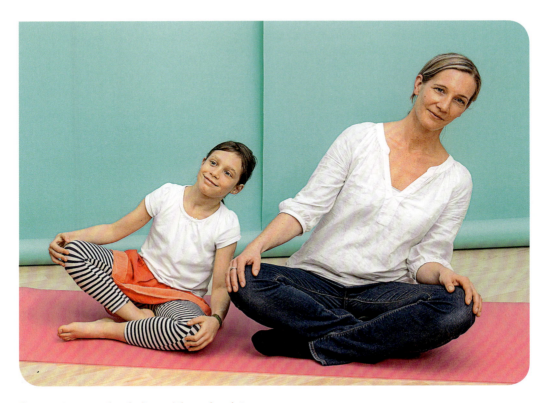

⌃ Gemeinsam schaukelt es sich noch schöner.

Armschwingen

- In bequemer, stehender Haltung schwingen die Arme vor und zurück.
- Am besten werden die Knie dabei leicht gebeugt und der Oberkörper etwas nach vorne geneigt. Dadurch werden die schwingenden Bewegungen der Arme lockerer und federnder.
- Am meisten Spaß macht die Übung in einer lockeren Haltung und einem harmonischen Bewegungsfluss.

Warum? Das Schwingen der Arme unterstützt die Zirkulation des Blutes, wodurch die Peripherie – also die Außenbereiche des Körpers – besser durchblutet werden. Das Herz wird entlastet und kann leichter arbeiten. Die Muskeln im Nacken- und Schulterbereich werden spielerisch gelockert.

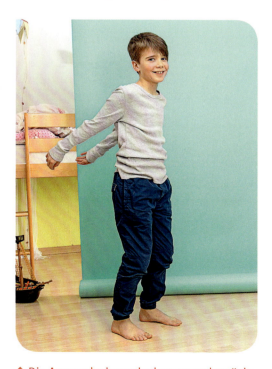

⬆ Die Arme schwingen locker vor und zurück.

Schütteln

In aufrechter Haltung werden die Füße hüftbreit nebeneinandergestellt. Dabei sind die Knie leicht gebeugt.

- Durch rhythmisches Beugen und Strecken der Beine kommt es zu einem Schütteln.
- Hierbei kann mit unterschiedlicher Frequenz geübt werden, um den eigenen wohltuenden Schüttelrhythmus zu finden. Die meisten Leute finden einen Schüttelrhythmus von 130–140-mal pro Minute angenehm. Aber es kommt natürlich vor allem auf die eigenen Bedürfnisse an. Arme, Beine, Schultern, Kopf, Gesicht – also der ganze Körper – sollten möglichst locker sein, damit alles gut durchgeschüttelt wird.
- Es dürfen auch Geräusche gemacht werden, um das lockere Schütteln zu unterstützen. Vielleicht entstehen diese Geräusche spontan. Ha, He, Hi, Ho, Hu – es kann Spaß machen, diese Silben im Schüttelrhythmus zu rufen.

Warum? Auch beim Schütteln geht es um rhythmisches Pulsieren. Dieses Verhalten zeigen Kinder oft spontan, weil es ihnen Spaß macht und entspannt. Muskulatur und Gelenke werden gelockert, Durchblutung und Atmung stimuliert. Auch der Stoffwechsel wird angeregt und die verfügbare Energie erhöht. Dadurch hat Schütteln nicht nur einen entspannenden, sondern auch einen vitalisierenden Effekt.

Tätscheln

Bei dieser Übung geht es darum, den ganzen Körper zu berühren und zu beklopfen. Berühren und Klopfen können rhythmisch mit der glatten Handfläche oder mit der hohlen Hand geschehen. Es kann sehr sanft oder auch kräftiger sein, je nachdem was gerade guttut. Der ganze Körper kann von oben nach unten und an allen Seiten getätschelt werden. Arme, Beine, Bauch, Rücken, Schädeldecke, Hinterkopf, Stirn, Wangen, Nase und Lippen – alles kann einbezogen werden.

In einer Partnerübung kann es sehr angenehm sein, sich den ganzen Rücken sanft berühren und klopfen zu lassen.

Warum? Angenehme Berührungen der Haut erzeugen wohltuende Gefühle. Kinder sind geradezu darauf angewiesen, dass ihre Bezugspersonen – also meistens die Eltern – sie liebevoll berühren. Dies führt dazu, dass Kinder sich in ihrer Haut wohlfühlen. Derartige Berührungen steigern offenbar auch die Empfindung von Vertrauen, Präsenz und Lebendigkeit. Mit den Berührungen werden uns unsere körperlichen Grenzen stärker bewusst, was die Fähigkeit, sich abzugrenzen, fördern kann. Offenbar bestehen Verbindungen zum Immunsystem, dessen Funktionsfähigkeit durch sanfte, wohltuende Berührungen der Haut verbessert werden kann. Nicht zuletzt kann Tätscheln tröstlich sein und macht uns bewusst, dass andere Menschen uns liebevoll zugewandt sind. Damit werden auch der Kontakt und die Bindung zu anderen Menschen gestärkt.

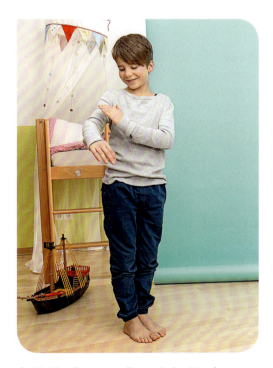

⬥ Wir klopfen uns selbst mit der Hand.

Seufzen

Bei dieser Übung geht es um herzhaftes Seufzen. Sicher weiß jeder, wie geseufzt wird. Zur Sicherheit wird hier eine kleine Anleitung gegeben: Zunächst tief einatmen und dann mit dem Ausatmen Geräusche machen, die so ähnlich klingen wie »Ah« oder »Oh«.

Warum? Durch Seufzen wird die Atmung angeregt und die Sauerstoffversorgung verbessert. Das Zwerchfell wird aktiviert. Wir können dadurch einen vitalisierenden Effekt erreichen, was gerade in einer angespannten und bedrückten Stimmungslage sehr hilfreich ist. Außerdem wirkt diese Übung entspannend und emotional entlastend.

Summen

Diese Übung kann im Sitzen, im Stehen, beim Gehen und im Liegen durchgeführt werden. Die Kinder werden ermutigt zu summen, wobei sie tief einatmen und dann ein mehr oder weniger lautes »Hmmmmm« ertönen lassen. Sie können mit diesen Lauten spielen und die Töne lauter oder leiser sowie höher oder tiefer werden lassen. Wie fühlt sich das Summen im Körper an? Wo sind die Vibrationen des Summens im Körper überall zu spüren? Ist es möglich, die Vibrationen des Summens im Bereich des Kopfes, des Halses, der Brust, des Bauches und der Beine zu spüren? Bei welchen Summtönen sind stärkere, bei welchen schwächere Vibrationen im Körper zu spüren? Mit diesen Fragen können die Kinder angeregt werden, die durch das Summen im ganzen Körper ausgelösten Vibrationen wahrzunehmen.

Warum? Schall erzeugt bekanntlich Vibrationen. Diese Vibrationen entstehen beim Summen mehr oder weniger intensiv im gesamten Körper. Es entsteht ein pulsierender Klang, der eine lockernde und vitalisierende Wirkung im Körper hat. Kinder summen oft spontan vor sich hin, weil es ihnen Freude macht und sie entspannt. Neben der entspannenden Wirkung kommt es auch zu einer Intensivierung der Atmung, was zu mehr Lebendigkeit und Präsenz führen kann. Das Summen kann Kindern auch helfen, deutlicher zu sprechen und sich klarer auszudrücken. Auf diese Weise können Selbstbewusstsein und Selbstvertrauen gestärkt werden.

Hocken

- In aufrechter Haltung stehen die Füße in angenehmem Abstand nebeneinander. Dann lassen wir den Po zum Boden sinken. Wenn die Fersen dabei auf dem Boden bleiben, ist es gut. Wenn sie hochkommen, ist es auch in Ordnung. Der Po sollte möglichst weit nach unten hängen, sodass er tiefer als die Knie ist. Der Rumpf wird zwischen den Knien etwas nach vorne gebeugt.
- Wer sehr gelenkig ist und tief hinunterkommt, kann auch die Ellenbogen und Unterarme vor sich auf dem Boden ruhen lassen, während der Po weiter unten bleibt.
- Im Hocken können die Arme und Hände nach vorne ausgestreckt werden. Dadurch wird die Muskulatur der ganzen Wirbelsäule gedehnt.
- Der Kopf kann während des Streckens locker zwischen den Armen ruhen.

Warum? Durch diese Art des Hockens werden das Lumbosakral- und das Iliosakralgelenk geöffnet und entspannt. Die Dehnung, Kräftigung und Entspannung der Rückenmuskulatur tut gut und beugt Rückenschmerzen vor. Auch die Körperhaltung wird dadurch verbessert, sodass eine aufrechte Haltung zu mehr Selbstvertrauen führt. Hocken führt auch zu einer stärkeren Verbindung mit dem Boden und damit zu einer verbesserten Erdung. Gefühle von Ängstlichkeit, Druck und Ärger können so abgebaut werden.

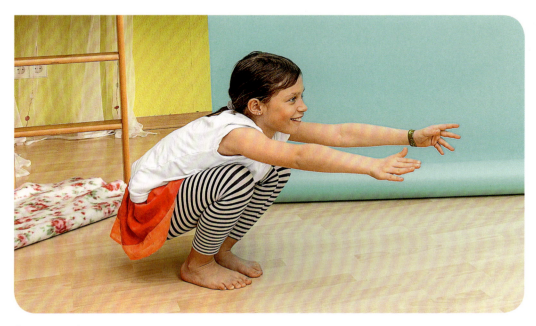

⏶ Auch Hocken tut gut.

Lachen

Bei dieser Übung geht es darum, bewusst Lachlaute zu produzieren. Am einfachsten ist es, mit lautem Lachen anzufangen und die Kinder zu ermutigen, in das gemeinsame Lachen einzustimmen. Es können auch verschiedene Laute für das Lachen ausprobiert werden, wie beispielsweise:

Ha Ha Ha
Ho Ho Ho
Hi Hi Hi
Hu Hu Hu
Hiep Hiep Hiep

Es kann auch jeder einmal eine bestimmte Art zu lachen vormachen, wobei die anderen dann einstimmen.

Vielleicht macht es auch Spaß, ein möglichst finsteres Gesicht zu machen und dabei laut zu lachen.

Meistens ist Lachen ansteckend, sodass alle Beteiligten mehr und mehr ins Lachen geraten und sich bei dieser Übung köstlich amüsieren. Es kann so lange gelacht werden, wie es Spaß und Freude macht.

Warum? Der Volksmund sagt nicht umsonst, dass Lachen gesund ist. Tatsächlich zeigen viele Forschungsergebnisse, dass Lachen nicht nur die Stimmung verbessert, sondern auch die Gesundheit stärkt. Häufiges Lachen stärkt das Immunsystem und damit die Abwehrkräfte. Durch die intensive Atemtätigkeit beim Lachen kommt es zu einer Art Sauerstoffdusche im ganzen Körper. Herz und Kreislauf werden aktiviert. Spannungen lassen sich durch Lachen oft lösen, sodass wir uns hinterher wohler und entspannter fühlen.

Sich locker hängen lassen

- Wir gehen in die Hocke. Die Hände berühren den Boden.
- Wir lassen den Kopf langsam sinken und strecken die Beine, wodurch der Po langsam nach oben kommt. Mithilfe der Hände und Arme können wir uns stabilisieren.
- Die Beine brauchen nur so weit gestreckt zu werden, wie es angenehm ist. Der Po ist oben und Oberkörper, Arme sowie Kopf hängen locker nach unten.
- In dieser Haltung eine kleine Weile bleiben. Sich auf diese Weise im wahrsten Sinne des Wortes hängen lassen. Die Übung nur so lange machen, wie es guttut.

Warum? Die Muskulatur der Beine wird gestärkt, die Rückenmuskulatur gedehnt und entspannt. Die Wirkung der Schwerkraft wird hier umgedreht. Während im Sitzen, Stehen, Gehen und Laufen die Schwerkraft die Wirbelsäule zusammendrückt, wird sie bei dieser Übung sanft gedehnt. Die Räume zwischen den Wirbeln werden vergrößert, was den Bandscheiben guttut.

Ächzen und Stöhnen

- Bei dieser Übung dürfen wir nach Herzenslust ächzen und stöhnen. Gefühle wie Ärger, Frust, Niedergeschlagenheit und Enttäuschung können so lustvoll ausgedrückt werden. Also tief einatmen und dann Laute erklingen lassen wie: Ahhh, Uhhh, Ohhh, Iiii.
- Wir können mit den Stöhngeräuschen spielen und sie lauter und leiser werden lassen. Auch die Tonhöhe können wir variieren und mal höher, mal tiefer stöhnen.
- Diese Übung lässt sich gut mit den Übungen »Hocken« und »Sich locker hängen lassen« kombinieren. Sowohl beim Runtergehen in die Hocke als auch beim Strecken der Beine kann genussvoll gestöhnt werden.

Warum? Spielerisches Ächzen und Stöhnen ist eine gute Möglichkeit, um sich von innerem Druck und negativen Gefühlen zu befreien. Auch bei dieser Übung wird die Atmung stimuliert und insbesondere die Ausatmung verstärkt. Dies hat vitalisierende und entspannende Wirkungen. Das spielerische Ächzen, Jammern und Stöhnen regt oftmals zum Lachen an. Die Bewältigung belastender Situationen im Leben ist oft leichter, wenn wir ihnen mit einer Prise Humor begegnen können. Eine derartige Haltung kann durch diese Übung gefördert werden.

Sich strecken

- Im Stehen wird zuerst der eine, dann der andere Arm so weit nach oben ausgestreckt, wie es angenehm ist.
- Das Gleiche geschieht mit den Beinen. Auf einem Bein stehend wird das andere Bein möglichst weit ausgestreckt.
- Vielleicht sind auch diagonale Dehnübungen möglich. Auf dem rechten Bein stehend wird der rechte Arm nach oben und das linke Bein nach unten ausgestreckt.
- Dann wird auf dem linken Bein stehend der linke Arm nach oben und das rechte Bein nach unten ausgestreckt. Beim Strecken kann sich der Rumpf mitdrehen. Vielleicht lassen sich auch Arme und Beine gleichzeitig weit ausstrecken.

Warum? Die Übung hilft dabei, unsere Muskulatur zu dehnen und zu entspannen. Die Durchblutung wird angeregt. Auch das Bindegewebe wird gedehnt. Dadurch wird unsere Beweglichkeit verbessert.

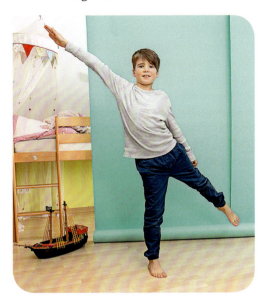

▲ Mach Dich ganz lang.

Komisch sprechen

Bei dieser Übung wird die Zungenspitze hinter die unteren Zähne gelegt. Die Zunge wird entspannt, sodass sie den Mund möglichst weit ausfüllt. Wir fangen nun an zu sprechen und versuchen dabei, die Zunge hinter den unteren Zähnen am Mundboden liegen zu lassen. Dadurch hören sich die Wörter und Sätze natürlich merkwürdig und komisch an. Den Kindern können mit dieser lustigen Sprechweise Fragen gestellt werden wie: »Wie geht es dir?«, »Welches ist dein Lieblingstier?«, »Was ist dein Lieblingsspiel?«, »Wo wohnst du?«, »Auf welche Schule gehst du«, »In welchen Kindergarten gehst du?«, »Was isst Du am liebsten?«

Es darf jeder sagen, was er möchte, und mit dieser Art zu sprechen spielen. Dabei darf natürlich herzhaft gelacht werden.

Warum? Kinder haben meistens Spaß daran, mit Sprache und Sprechen zu spielen. Von den Eltern, Erziehern und Lehrern werden sie beim Sprechen oft korrigiert. Dies kann zwar einerseits sinnvoll sein, um korrektes Sprechen zu erlernen. Andererseits können sich aber auch Sprechhemmungen und eine ständige Angst vor Fehlern entwickeln. Der lustige, spielerische Umgang mit Sprache und Sprechen kann Hemmungen abbauen und das Selbstbewusstsein stärken. Außerdem wirkt Lachen bekanntlich befreiend.

Pferdeschnauben

Bei dieser Übung werden die Lippen locker aufeinandergelegt. Dann tief einatmen und die Luft kräftig zwischen den lockeren Lippen hindurchblasen. Es entstehen Geräusche, die an Pferdeschnauben erinnern. Die Lippen vibrieren. Die Kinder können sich vorstellen, sie seien Pferde und würden locker über eine Weide traben und dabei immer wieder kräftig schnauben. Natürlich darf auch bei dieser Übung herzhaft gelacht werden.

Warum? Spannungen in der Mundregion, im Gesicht und im ganzen Körper können sich durch diese Übung lösen. Die Atmung wird stimuliert, was einen vitalisierenden und wohltuenden Effekt hat.

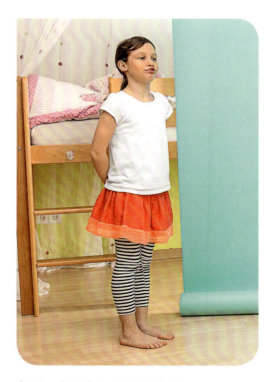

▲ Wir schnauben wie ein Pferd.

Prusten

Diese Übung ist ähnlich wie das Pferdeschnauben. Während beim Pferdeschnauben die Lippen locker flattern, pressen wir sie nun fest zusammen. Wir atmen tief ein und blasen dann die Luft kräftig durch den schmalen Spalt der Lippen. Es entstehen unterschiedliche, mal höhere, mal tiefere Töne. Die Kinder können mit diesen verschiedenen Möglichkeiten der Tonerzeugung spielen.

Warum? Kinder lieben es, unterschiedliche Töne zu erzeugen und mit diesen Möglichkeiten zu spielen. Spontan werden diese Art Töne von Kindern oft auch im Zusammenhang mit einer Trotzreaktion erzeugt. Bereits Kleinkinder machen auf diese Weise deutlich, dass ihnen etwas nicht passt. Die vorangehende Anspannung der Lippenmuskulatur führt danach zu einer vertieften Entspannung. Auch das spielerische Ausdrücken von Trotz und Abwehr kann helfen, innere Spannungen zu lösen und sich dadurch zu entspannen. Die Atmung wird intensiviert, was wiederum vitalisierend wirkt.

Tschu, Tschu, Eisenbahn

Die Kinder sollen sich vorstellen, eine Eisenbahn zu sein. Ein Fuß wird etwas angehoben und dann mit einem deutlichen Rumms auf den Boden gestampft. Dann ist der andere Fuß dran, der ebenfalls kräftig auf den Boden stampft. So geht es in kräftig stampfenden, kleinen Schritten voran. Die Arme können wie bei einer Dampflokomotive rhythmisch vor und zurück bewegt werden. Vielleicht macht es auch Spaß, dabei zu rufen: »Tschu, Tschu, Tschu – die Eisenbahn!«

Warum? Kinder stampfen gern auf den Boden. Dies kann Trotz, aber auch Energie und Willenskraft ausdrücken. Sie erreichen dadurch, mit beiden Beinen fest auf dem Boden zu stehen. Die Übung wirkt vitalisierend, erdend und kräftigend. Sie stärkt Selbstvertrauen und Willenskraft.

Entspannungsgeschichten und Zapchen

Auch die verschiedenen Zapchen-Übungen lassen sich als Geschichte kombinieren, die den Kindern vorgelesen werden kann. Hier sollen nur zwei Möglichkeiten aufgezeigt werden. Der Fantasie sind jedoch keine Grenzen gesetzt.

Die Wohlfühlwichtel und der Honig

Im Märchenwald wohnen hinter drei Bergen die drei Wohlfühlwichtel Werner, Valerie und Wolfi. Die warme Morgensonne ist aufgegangen und sie sind gerade aufgestanden.

Sie sind noch ein bisschen müde und gähnen herzhaft. Wenn der eine Wohlfühlwichtel sieht, dass der andere gähnt, dann muss auch er gähnen. So ist es ein ständiges Gähnen. Sie machen dabei auch Gähngeräusche: »Uahhh, Oahhh«. So geht es eine ganze Zeit. Valerie sagt: »Das ist heute ja eine richtige Gähn-Party!«

Darüber müssen Werner und Wolfi herzhaft lachen. Das Lachen steckt auch Valerie an, sodass auch sie lauthals lacht. Wenn der eine Wohlfühlwichtel den anderen Wohlfühlwichtel lachen hört und sieht, dann kann er nicht anders und muss ebenfalls lachen. So gibt es ein lautes Gelächter im Märchenwald, das eine ganze Zeit anhält. »Ha Ha Ha«, »Ho Ho Ho«, »Hi Hi Hi«, »Hu Hu Hu«, »Hiep Hiep Hiep«

Schließlich sind die Wohlfühlwichtel vom vielen Lachen ganz müde geworden. Wolfi schlägt vor: »Nun wollen wir uns erst einmal ausruhen und ein Nickerchen machen!«

Nach einiger Zeit haben sie genug geruht und wollen wieder etwas unternehmen. Sie setzen sich erst einmal auf den Boden und schaukeln mit dem Oberkörper nach vorne und nach hinten, um munter zu werden. Dann schaukeln sie von der einen zur anderen Seite.

Sie stellen sich hin und lassen die Arme schwingen. Es macht ihnen Spaß, die Arme vor und zurückfliegen zu lassen.

Werner ruft: »Nun lasst uns mal richtig schütteln! Das macht ordentlich wach!« Die Wohlfühlwichtel schütteln sich und rütteln sich. Das macht richtig Laune. Dann machen sie auch noch Geräusche zum Schütteln: »Ha, He, Hi, Ho, Hu«. Es macht ihnen Spaß, diese Silben im Schüttelrhythmus zu rufen.

Eine Biene kommt summend angeflogen und setzt sich auf eine schöne blaue Blume. Valerie sagt: »Wie schön die fleißige Biene summen

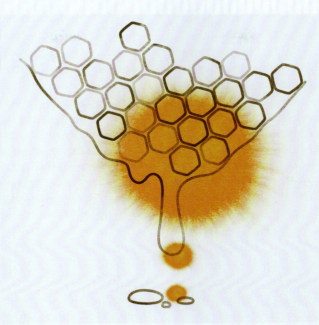

kann! Sie sammelt den Honig, den wir so gern schlecken. Lasst uns auch summen und die Biene begrüßen!« Die Biene ist überrascht und erfreut über das Summ-Konzert, dass die Wohlfühlwichtel veranstalten. Lautes Summen ist im Wald zu hören, in das die Biene miteinstimmt.

Die Biene zeigt ihnen, wo der Honig im Märchenwald versteckt ist. Die Wohlfühlwichtel gehen in die Hocke und schlecken den süßen, leckeren Honig. Sie bleiben dann noch etwas in der Hocke und strecken den Rücken, indem sie die Arme nach vorne ausstrecken.

Werner sagt: »Nun haben wir aber eine Pause und ein Nickerchen verdient!«

Die Wohlfühlwichtel haben Langeweile

Den Wohlfühlwichteln ist es langweilig. »Was sollen wir bloß tun?«, fragt Werner. »Ach, mir fällt heute auch gar nichts ein, was wir machen könnten«, seufzt Valerie. »Mir ist auch zum Seufzen zumute«, sagt Wolfi. »Na, dann lasst uns doch erst einmal ordentlich seufzen und dann sehen wir weiter«, schlägt Werner vor. Alle drei Wohlfühlwichtel fangen an zu seufzen, sodass lautes »Ahhh«, »Ohhh« und »Uhhh« zu hören sind. So geht das gemeinsame Seufzen eine Weile.

Dann sagt Valerie: »Ich glaube, dass ich genug geseufzt habe. Ich fühle mich richtig erleichtert und habe auch schon eine Idee, was wir machen könnten.« »Ich fühle mich auch schon wohler. Was schlägst Du vor?«, fragt Wolfi. »Lasst uns das Pferd auf der Weide besuchen. Da waren wir schon lange nicht mehr«, antwortet Valerie. Die drei Wohlfühlwichtel wandern zur Pferdekoppel und begrüßen das Pferd Gerd. Mit lautem Wiehern werden sie von Gerd begrüßt. Dann schnaubt Gerd. Die Wohlfühlwichtel finden das Pferdeschnauben ganz toll und machen es nach. Lautes Pferdeschnauben ist im Märchenwald zu hören.

Vom vielen Schnauben ist Gerd durstig geworden. Er trabt zu seinem großen Holzbottich, um etwas zu trinken. Aber der Bottich ist leer. Gerd schaut die Wohlfühlwichtel erwartungsvoll an. »Na klar«, sagt Werner, »wir holen Dir Wasser aus dem Bach!« Zu dritt fassen sie den Holzbottich an und schleppen ihn zum Bach. Da der Holzbottich ziemlich schwer ist, ächzen und stöhnen sie dabei. Lautes »Ahhh«, »Uhhh«, »Ohhh« und »Iiii« sind im Märchenwald zu hören.

Beim Bach angekommen gehen sie in die Hocke, damit Wasser in den Bottich laufen kann. Sie lassen den Bottich, der im flachen Wasser steht, los. Nun können Sie im Hocken die Arme nach vorne strecken, um dem Rücken etwas Gutes zu tun. Das Tragen war recht schwer, sodass der Rücken eine Erholung braucht.

Um den Rücken noch mehr zu entspannen, stützen sie sich mit den Händen auf dem Boden ab. Sie lassen den Kopf langsam sinken und strecken die Beine, wodurch der Po langsam nach oben kommt. Sie strecken die Beine nur so weit, wie es ihnen angenehm ist. Der Po ist oben und Oberkörper, Arme und Kopf hängen locker nach unten. In dieser Haltung bleiben sie eine Weile. Als sie wieder in eine aufrechte Haltung kommen, sagt Valerie: »Nun fühlt sich mein Rücken wieder richtig gut und stark an. Wir schaffen es jetzt bestimmt, Gerd das Wasser zu bringen.« Als sie Gerd den Bottich mit Wasser bringen, werden sie mit freudigem Wiehern begrüßt.

Gerd hat ordentlich Durst und trinkt eine Menge Wasser. Dann schmiegt er sich dankbar an die Wohlfühlwichtel. Werner, Valerie und Wolfi streicheln das Pferd. »Wir könnten uns doch auch mal selbst tätscheln; das tut bestimmt gut«, schlägt Valerie vor. Sie beginnen, den ganzen Körper zu berühren und zu beklopfen. Mal ist es sehr sanft, mal auch kräftiger, je nachdem, was gerade guttut. Der ganze Körper wird von oben nach unten und an allen Seiten getätschelt. Arme, Beine, Bauch, Rücken, Schädeldecke, Hinterkopf, Stirn, Wangen, Nase und Lippen – alles beziehen die Wohlfühlwichtel ein. »Ich kann mich aber nicht am Rücken tätscheln«, sagt Wolfi. »Kein Problem«, antwortet Werner. »Ich kann Dir ja den Rücken tätscheln.« So tätscheln sich die Wohlfühlwichtel gegenseitig die Rücken.

»Das Tätscheln hat ja richtig gutgetan. Ich kann gut verstehen, dass Gerd immer wieder getätschelt werden möchte«, sagt Wolfi. Werner möchte die anderen zum Lachen bringen. Daher spricht er jetzt ganz komisch. Er legt die Zungenspitze hinter die unteren Zähne und spricht dabei: »Tätscheln ist klasse, tätscheln tut gut, tätscheln ist angenehm!« Valerie und Werner müssen lachen und sprechen ebenfalls komisch: »So ein Tätschel-Tag, das ist, was ich so mag«, »Das Tätscheln tut so gut, da kriege ich ordentlich Mut«. Dann stellen sich die Wohlfühlwichtel in dieser lustigen Sprechweise Fragen wie: »Wie geht es dir?«, »Welches ist dein Lieblingstier?«, »Was ist dein Lieblingsspiel?«, »Wo wohnst du?«, »Auf welche Schule gehst du?«, »In welchen Kindergarten gehst du?«, »Was isst Du am liebsten?«

Inzwischen ist es im Märchenwald Abend geworden und die Wohlfühlwichtel möchten zurück in ihre Wohlfühlhöhle hinter den drei Bergen. »Lasst uns erst einmal ordentlich recken und strecken, damit wir wieder fit für den Rückweg werden«, schlägt Werner vor. Im Stehen strecken sie zuerst den einen, dann den anderen Arm so weit nach oben, wie es angenehm ist. Das Gleiche geschieht mit dem

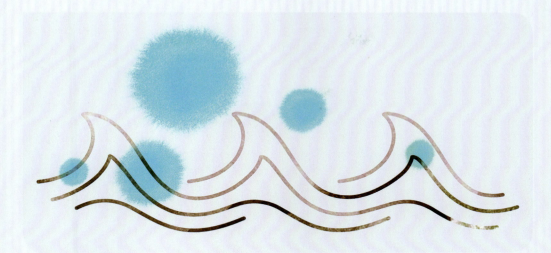

einen Bein und dem anderen Bein. Auf einem Bein stehend wird das andere Bein möglichst weit ausgestreckt.

»Jetzt fühle ich mich richtig fit! Also, lasst uns loswandern«, sagt Valerie. »Ich habe aber keine Lust zu wandern«, antwortet Wolfi und prustet. Er atmet tief ein und bläst dann die Luft kräftig durch den schmalen Spalt der Lippen. Es entstehen unterschiedliche, mal höhere, mal tiefere Töne. Werner und Valerie finden das Prusten klasse und stimmen mit ein, bis sie genug geprustet haben.

»Ich habe eine Idee! Wir spielen Märchenwald-Eisenbahn. Dann macht der Rückweg mehr Spaß«, schlägt Werner vor. Die Wohlfühlwichtel stellen sich vor, eine Eisenbahn zu sein. Ein Fuß wird etwas angehoben und dann mit einem deutlichen »Rumms« auf den Boden gestampft. Dann ist der andere Fuß dran, der ebenfalls kräftig auf den Boden stampft. So geht es in kräftig stampfenden, kleinen Schritten voran. Die Arme werden wie bei einer Dampflokomotive rhythmisch vor und zurück bewegt. Voller Spaß rufen sie: »Tschu, Tschu, Tschu – die Eisenbahn!«

Schließlich sind sie zu Hause angekommen. »Der Rückweg hat ja mächtig Laune gemacht«, gibt Wolfi zu. »Jetzt bin ich richtig müde. Lasst uns mal ausruhen und ein Nickerchen machen!«

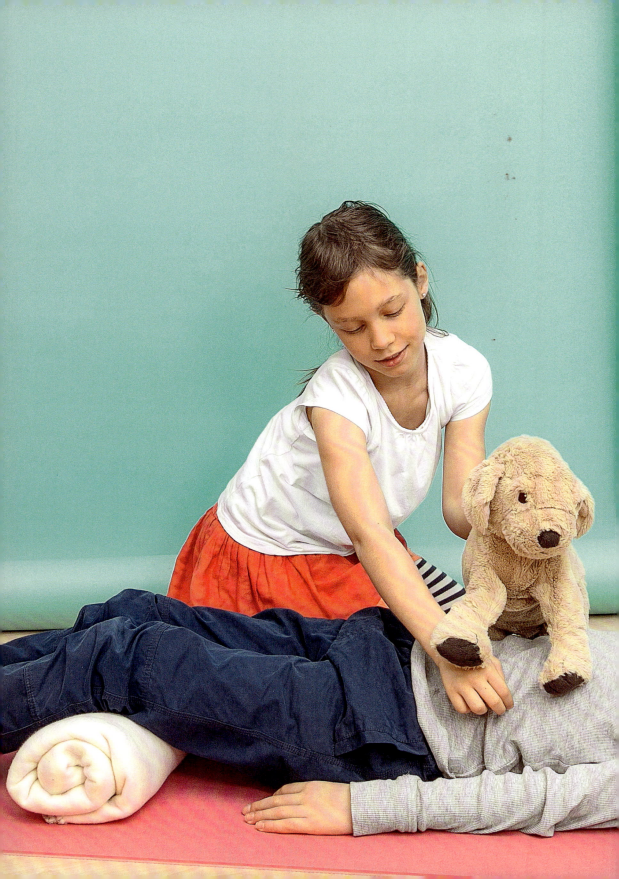

Die Seele entspannen – imaginative Wege

Die Vorstellungskraft wirkt direkt auf den Körper, sodass auch Kinder auf diese Weise entspannen und zur Ruhe kommen können.

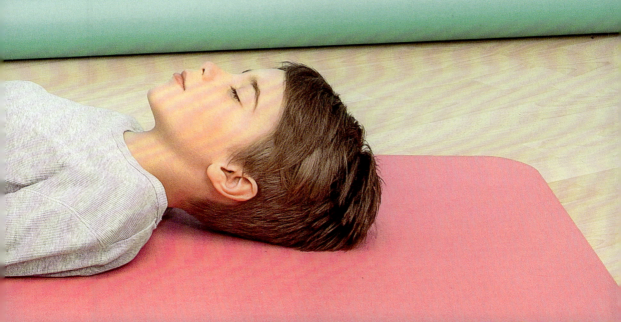

AT – durch Vorstellung zur Ruhe kommen

Autogenes Training bereits Kindern nahebringen und altersentsprechend anleiten, damit es zum Selbstmach-Training werden kann.

Johannes Heinrich Schultz setzte als Arzt und Psychotherapeut zur Behandlung psychischer Störungen mit Erfolg Hypnoseverfahren ein. Dabei stellte er fest, dass einzelne seiner Patienten in der Lage waren, selbst (autogen) während der Hypnose erlebte, angenehme Empfindungen hervorzurufen. Dazu gehörten vor allem Gefühle von Ruhe, angenehmer Schwere und Wärme. Diese Beobachtung regte Schultz zur Entwicklung des Autogenen Trainings an. Er erarbeitete einige kurze Sätze, die er als Übungsformeln bezeichnete und die verschiedene Aspekte einer erwünschten Umschaltung in einen vertieften körperlichen und seelischen Ruhezustand beschreiben. Diese Übungsformeln werden innerlich gesprochen oder gedacht oder werden sich bildhaft oder gesprochen vorgestellt.

Die mit Ruhe und Entspannung verbundenen Formeln des AT wirken auf das vegetative Nervensystem und führen zu einer verstärkten Entspannungsreaktion. Organe wie

Was ist AT? Kurz gefasste Erläuterung für Kinder

Autogenes Training bedeutet übersetzt »Selbermach-Training«. Wir können damit lernen, uns möglichst gut und tief zu entspannen. Das fühlt sich gut an und macht stark.
Wir stellen uns einfache, kurze Sätze vor, die mit Ruhe und Entspannung zu tun haben. Dadurch fühlen wir uns lockerer und entspannter. Die lockere und relaxte Stimmung wirkt auch auf unseren Körper. Unsere Muskeln entspannen sich, Atmung und Herz werden ruhiger. Es kann auch sein, dass sich Arme und Beine angenehm schwer und warm anfühlen. Entspannt zu liegen oder zu sitzen ist angenehm und erholsam. Wir können auf diese Weise neue Kraft tanken und insgesamt gelassener werden.

Herz, Magen und Darm arbeiten ruhiger. Die Entspannung der Blutgefäße führt zu einer verstärkten Durchblutung von Armen und Beinen. Die Hauttemperatur in Händen und Füßen erhöht sich meist spür- und messbar um 0,5 bis mehrere Grad Celsius.

Eine Ruhevorstellung wirkt dann besonders intensiv, wenn wir ohne Leistungsdruck üben. Bei zu starkem Wollen geraten wir in eine paradoxe Situation: Wir sind dann gespannt auf die Entspannung.

Was ist beim AT für Kinder anders?

Anders als Erwachsene entscheiden Kinder sich meist nicht selbst dafür, AT zu erlernen. Vielmehr bringen ihnen Eltern, Erzieher, Pädagogen diese Methode nahe. Insbesondere Eltern sind oft daran interessiert, dass sich Entspannungsfähigkeit, Konzentrations- und Lernfähigkeit ihrer Kinder bessern. Kinder werden auch wegen psychosomatischer Beschwerden, Schlafstörungen oder übermäßiger Unruhe zu AT motiviert. Im Vorschul- und Schulbereich sind es entsprechend engagierte Erzieher und Lehrer, die den Kindern Angebote für AT machen. Im therapeutischen Bereich bieten vor allem Kinder- und Jugendlichenpsychotherapeuten sowie ärztliche und psychologische Psychotherapeuten Kurse für AT an.

Erwachsene erwarten in aller Regel rationale Erklärungen und Anleitungen. Zwar sollten die Prinzipien des AT den Kindern in kindgerechter Weise erläutert werden, aber ein rein sachliches Herangehen wird zu langweilig sein und kaum zum Mitmachen motivieren. Spiel, Spaß und Bewegung sollten nicht zu kurz kommen.

Für welches Alter ist AT geeignet?

Das Standardprogramm des AT, das ursprünglich für Erwachsene konzipiert wurde, kann in der Regel ab dem Alter von 9–10 Jahren erfolgreich eingesetzt werden. Kinder sind dann schon in der Lage, das Wirkungsprinzip bei kindgerechter Erklärung zu verstehen. Das Verständnis des Vorgehens ist eine wichtige Voraussetzung dafür, dass die Kinder auch willens und in der Lage sind, die Übungen durchzuführen. Langjährige Erfahrungen zeigen, dass Kinder im Alter zwischen 10 und 14 Jahren das Standardprogramm des AT besonders gut erlernen können. Sie berichten oft schneller als Erwachsene von intensiven Entspannungserlebnissen. Möglicherweise liegt dies an ihrer besonders intensiven bildhaften Vorstellungskraft.

Erfahrungen mit jüngeren Kindern zeigen, dass erhöhte Ablenkbarkeit und Fluktuationen der Aufmerksamkeit dem Üben oft im Weg stehen. Außerdem empfinden Kinder unter 9 Jahren das Üben mit den vielen und dabei sehr kurzen und knappen Formeln oft als langweilig und können den Sinn meist noch nicht erfassen. Werden Kinder unter 9 Jahren zu den Übungen gedrängt, kann dies auch Unruhe und sogar Ängste auslösen.

Die Altersangaben sind bloß ein grober Anhaltspunkt. Es kommt weniger auf das erreichte Alter als auf den Entwicklungsstand eines Kindes an. Manche 8-Jährige sind durchaus bereits in der Lage, Sinn und Durchführungsart des AT zu verstehen, und bringen die notwendige Geduld sowie Konzentration für die Übungen mit.

Bei Kindern unter 9 Jahren hat es sich bewährt, die Anzahl der AT-Übungen zu verringern. Bei jüngeren Kindern sollten nur die drei Grundübungen der Ruhetönung sowie der Schwere- und Wärmeübung einbezogen werden. Die sogenannten Organübungen stellen eine Überforderung dar. Bei jüngeren Kindern eignet sich vor allem die Rückenlage. Eine liegende Haltung wird von Kindern offenbar eher mit Entspannung in Verbindung gebracht als eine Sitzhaltung.

Für jüngere Kinder werden häufig Modifikationen des Standardprogramms eingesetzt. Dabei werden die Übungen des AT oft in Geschichten und Fantasiereisen integriert. Hierbei ist allerdings zu beachten, dass ein Grundanliegen des AT verloren gehen kann. Wie der Name besagt, soll es sich um ein »Selbermach-Training« handeln. Durch das Vorlesen oder Erzählen von Entspannungsgeschichten lässt sich zwar eine Beruhigung von Kindern erreichen, die selbstständige Nutzanwendung ist damit aber noch nicht erreicht. Aber natürlich kann auch die Förderung der Entspannungsfähigkeit von Kindern ein wertvolles Ziel sein. Dies gilt insbesondere für sehr unruhige, nervöse und hyperaktive Kinder.

Wann sollte vom AT bei Kindern abgesehen werden?

Schwerwiegende Probleme bei Kindern sind beim Autogenen Training ähnlich wie bei der Progressiven Relaxation sehr selten.

Im Abschnitt über die PR wurde ausführlich auf das Thema Kontraindikationen eingegangen. Die dortigen Aussagen gelten auch für das Autogene Training. Lediglich bei Herz- und Kreislauferkrankungen dürfen – anders als beim PR –Übungen des AT gemacht werden. Da keine Muskeln angespannt werden, kann es auch kaum zu einer Überforderung eines möglicherweise geschwächten Herz-Kreislauf-Systems kommen. Allerdings sollte bedacht werden, dass der Blutdruck durch die Übungen leicht sinken kann. Dies ist in aller Regel ein gesundheitlich positiver Effekt, der aber bei bestimmten schwerwiegenden Herz-Kreislauf-Erkrankungen ungünstig sein kann. In diesen wie auch allen sonstigen unklaren Fällen sollten die behandelnden Ärzte vor Beginn des Trainings befragt werden.

Geeignete Übungssituationen für Kinder

Bereits im Abschnitt über die Progressive Relaxation wurde darauf hingewiesen, dass es Kindern den Einstieg erleichtert, wenn zu Beginn in einem möglichst ruhigen Raum ohne Störungen geübt wird. Auch für AT gilt: Je jünger die Kinder, desto leichter lassen sie sich durch störende Geräusche, helles Licht usw. ablenken. In diesen Fällen sollte für möglichst viel Ruhe gesorgt und der Raum durch das Zuziehen von Gardinen leicht abgedunkelt werden.

Bei Kindern ab etwa 11 Jahren ist die Reizabschirmung keine zwingende Notwendigkeit. Es ist in jedem Fall günstig, sich darauf einzustellen, auch in Alltagssituationen üben zu können, in denen nicht gerade tiefste Ruhe herrscht. Körperliche Aktivität ist eine günstige Vorbereitung. An eine körperlich aktive Phase schließt sich eine Ruhephase harmonisch an.

Welche Übungshaltungen sind zu empfehlen?

Körperhaltung und Kleidung sollten möglichst bequem sein. Insbesondere empfiehlt es sich, enge Gürtel oder Kleidungsstücke zu lockern. Zum Üben bieten sich die gleichen Liege- oder Sitzpositionen an, die im Abschnitt über die PR beschrieben werden.

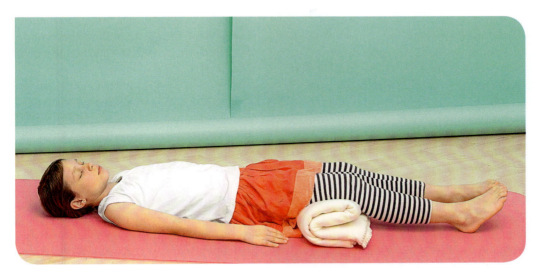

⬥ **Die Liegeposition**

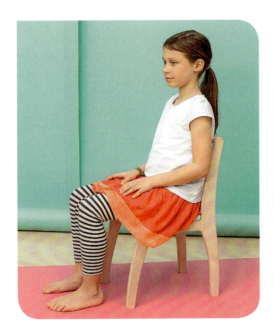 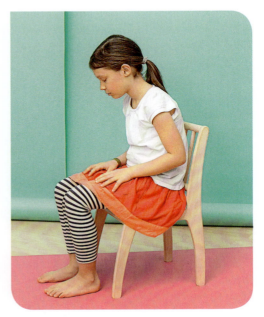

⬥ **Die angelehnte Sitzposition** ⬥ **Die Droschkenkutscherhaltung**

Zur Rolle von Eltern, Pädagogen und Therapeuten

Autogenes Training kann Kindern als Einzel- oder Gruppenanwendung nahegebracht werden.

Es ist ein wichtiger Unterschied, ob es vorbeugend zur Verbesserung des allgemeinen Wohlbefindens und der Leistungsfähigkeit eingesetzt wird oder ob man bestehende Krankheiten und Störungsbilder therapeutisch behandeln will. Ein Einsatz von AT mit therapeutischer Zielsetzung kann sinnvollerweise nur entsprechend ausgebildeten Therapeuten vorbehalten bleiben. Zur Prävention und zur Befindens- und Leistungsverbesserung können aber auch Eltern, Pädagogen und Erzieher das Verfahren einsetzen. Natürlich sollten sie mit dem AT gut vertraut sein und dies am besten auch für sich selbst praktizieren. So können sie Kindern das Training vermitteln und als positive Modelle wirken.

In jedem Fall spielt die Art der Beziehung zwischen dem Kind und dem Erwachsenen, der das Training anleitet, eine entscheidende Rolle. Bedenkenswertes hierzu wurde bereits im Abschnitt über die Progressive Relaxation ausgeführt.

Übungen des Autogenen Trainings für Kinder

Anders als Erwachsene benötigen Kinder eine stärkere Führung. Das Üben mit den sehr knappen Formeln ist für sie oft nicht nachvollziehbar und nichtssagend. Dementsprechend werden die Formeln für Kinder oft in Geschichten integriert. Wie bereits oben erwähnt, werden Kinder hierdurch allerdings nicht in die Lage versetzt, tatsächlich autogen, also selbstständig, zu üben.

Deshalb wird in diesem Buch eine Art Mittelweg vorgeschlagen, der zunächst einen kurzen hinführenden Text und dann die jeweilige Formel umfasst.

Die Entspannungsgeschichten sind so konzipiert, dass sie einen thematischen Rahmen bieten. Dabei bleibt aber der Ablauf des AT klar erhalten.

Die Formeln orientieren sich an den Originalformeln von Professor Schultz. Sie werden auf die wesentlichen Worte reduziert, damit sie sich für Kinder leichter merken lassen. Die Übungsformeln werden aneinandergereiht, sodass sich ein Ablauf über Ruhe, Schwere, Wärme usw. ergibt. Die Reihenfolge der Formeln sollte eingehalten werden, um eine Festigung und Automatisierung des Übungsablaufs zu erreichen.

Beim Vergegenwärtigen der Formeln treten oft spontan bildhafte Vorstellungen hierzu auf (wie z. B. Ruhevorstellungen). Diese Vorstellungen können den Entspannungsprozess fördern. Deshalb werden die Kinder vor Beginn der Übungen angeregt, sich etwas für sie Passendes zu den Formeln vorzustellen. Gemeinsam wird nach Erfahrungen und Erlebnissen gesucht, die mit den jeweiligen Formeln verbunden werden (u. a. beruhigende Natureindrücke, Urlaubserlebnisse). Oft werden Kinder – die meist ein gutes Vorstellungsvermögen haben – auch durch die Berichte anderer Kinder angeregt, eigene Ideen und Vorstellungen zu entwickeln.

Übungsdauer und Rücknahme

Die Übungszeit sollte zu Beginn mit etwa ein 1–2 Minuten pro Formel kurz gehalten werden. Dies erleichtert die Konzentration auf die Formeln. Außerdem ist es zunächst erforderlich, sich an den Ruhezustand zu gewöhnen. Zu lange Übungsphasen könnten bei fehlender Gewohnheit beunruhigend wirken. Später kann die Übungszeit auf 10–15 Minuten gesteigert werden. Diese Zeitangabe ist allerdings nicht als Richtlinie zu verstehen, da man so lange in der Entspannung bleiben kann, wie es angenehm ist. Es sollte zunächst nur mit der ersten Formel, der Ruhe-Formel, gearbeitet werden. Dann können nach und nach weitere Formeln hinzukommen.

Da es sich um ein von der Hypnose abgeleitetes Verfahren handelt, sollte die Übung durch ein bewusstes Ritual beendet werden. Dieses Rücknahme-Ritual dient einer Aktivierung und wirkt angenehm erfrischend wirken. Die Formel für die Rücknahme lautet: »Arme fest, Atmung tief, Augen auf«.

Diese Formel wird begleitet von kräftigem Beugen und Strecken der Arme sowie tiefem Durchatmen. Es ähnelt dem Verhalten, dass viele Menschen spontan morgens nach dem Aufwachen zeigen, indem sie sich vor dem Aufstehen recken und strecken.

Vor dem Einschlafen sollte allerdings auf das Rücknahmeritual verzichtet werden. Die Durchführung des Rücknahme-Rituals am nächsten Morgen ist nicht notwendig, aber würde einen guten Start in den neuen Tag durch eine Aktivierung sicherlich unterstützen.

Übungsablauf beim AT

Der folgende Anleitungstext ist so aufgebaut, dass zunächst einige Bemerkungen zur Körperhaltung und zum Augenschluss gemacht werden. Dieser Vorbereitungstext kann nach einigen Wiederholungen und zunehmender Vertrautheit gekürzt und schließlich weggelassen werden.

Im Anleitungstext geht es um die Rückenlage, die sich insbesondere bei jüngeren Kindern als günstig erwiesen hat. Falls in einer sitzenden Haltung geübt werden soll, ist der Text entsprechend zu modifizieren.

Für den Entspannungsprozess ist es günstig, den Kindern Angebote zu machen und sie nicht zu etwas zu drängen. Dies betrifft auch das Schließen der Augen. Es könnte sein, dass die Aufforderung, die Augen zu schließen, als beunruhigend erlebt wird. Im Text wird erläutert, dass das Schließen der Augen die Entspannung fördert. Es wird empfohlen, nicht angeordnet.

Die jeweilige Formel wird 1–3-mal vorgesprochen. Sie soll von den Kindern dann wiederholt vergegenwärtigt, also innerlich vorgesprochen oder gedacht oder gesprochen oder geschrieben vorgestellt werden. Falls die Gedanken abschweifen, sollte man dies gelassen zur Kenntnis nehmen und zur Formel zurückkehren. Genauso kann man bei störenden Geräuschen verfahren. Insbesondere für jüngere Kinder (ab ca. 4–5 Jahren) ist eine klare Vorgabe hilfreich, weshalb es im Anleitungstext beispielsweise für die Ruheformel heißt: »Nun sage Dir innerlich, leise dreimal: Ich bin ganz ruhig.«

Bei älteren Kindern und mit wachsender Übungspraxis kann die Anzahl offen gelassen werden (»mehrmals«, »einige Male«). In aller Regel ist bei älteren Kindern und mit wachsender Übungspraxis auch nicht mehr der Hinweis auf das innerliche, leise Sprechen notwendig, sodass die jeweilige Formel nur noch einmal vorgesprochen wird. Auch der erläuternde Vorspann zu jeder Formel kann mit der Zeit verkürzt oder weggelassen werden. Schließlich kann – wie bei Kindern ab 11 Jahren – nur mit der jeweiligen Formel geübt werden. Diese wird dann in der Übungsstunde nur noch einmal vorgesprochen. Es erfolgt jeweils eine Pause von etwa 1–2 Minuten, bis zur Ansage der nächsten Formel. Beendet wird die Übung mit dem Rücknahme-Ritual.

Zunächst sollte nur die Ruheübung erläutert und geübt werden. Bei Kindern unter 11 Jahren hat es sich bewährt, nur die Übungen für Ruhe, Schwere und Wärme zu vermitteln und auf die sogenannten Organübungen zu verzichten. Aber es hängt natürlich vom Entwicklungsstand und vom Interesse der Kinder ab, sodass es auch sinnvoll und vorteilhaft sein kann, weitere Formeln zu vermitteln.

An den Vorbereitungstext schließt sich jeweils ein kurzer Anleitungstext zu den verschiedenen Formeln des AT an.

Anleitungstext für AT: zur Vorbereitung
Lege Dich entspannt auf den Rücken. Die Arme liegen locker neben dem Körper (eventuell mit einer Decke zudecken). Schließe die Augen, wenn Du magst. Wenn Du die Augen noch nicht schließen möchtest, suche Dir eine Stelle an der Decke und lasse sie dort ruhen. Vielleicht ist es irgendwann angenehm, einfach die Augen zufallen zu lassen. Die Geräusche, die zu hören sind, können immer gleichgültiger werden. Ganz gleichgültig.

(Dieser Vorbereitungstext braucht nur die ersten Male vorgetragen zu werden.)

Ruhe

Vielleicht magst Du Dir etwas vorstellen, das mit Ruhe und Wohlfühlen zu tun hat. Vielleicht ist es ein schöner Ort oder eine schöne Situation, die Ruhe und Wohlbefinden ausstrahlt. Vielleicht ein beruhigender Ort in der Natur oder ein schönes Erlebnis.

Nun sage Dir innerlich, leise (mehrmals, 3-mal):

»Ich bin ganz ruhig.«

Nach 1–2 weiteren Minuten schließt sich die nächste Übung an oder die Übung wird durch das Rücknahme-Ritual beendet (z. B. nach der ersten Übungsstunde).

Die Formel für die Rücknahme lautet: »Arme fest, Atmung tief, Augen auf«.

Diese Formel wird begleitet von kräftigem Beugen und Strecken der Arme sowie tiefem Durchatmen.

Warum und wie? Die von Professor Schultz vorgeschlagene Formel für die sogenannte Ruhetönung lautet: »Ich bin ganz ruhig.«

Sie wird auch so für das Kinder-AT übernommen. Es geht hierbei um eine Art Einstimmung auf die Übung.

Vor der Übung wird mit den Kindern darüber gesprochen, was Ruhe bedeutet. Wann und wie haben sie schon Ruhe erlebt? Wie hat sich das angefühlt? Die Einfälle hierzu werden gesammelt. Für den Entspannungsprozess kann es auch förderlich sein, gemeinsam Ruhe-Bilder zu malen (z. B. Blumenwiese, Bäume).

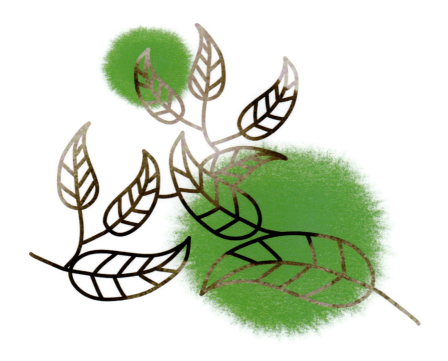

Schwere

Wenn sich die Muskeln in den Armen und Beinen ganz entspannen, dann können sich die Arme und Beine angenehm schwer anfühlen. Vielleicht magst Du Dir vorstellen, dass sich die Arme und die Beine angenehm schwer anfühlen. Vielleicht magst Du Dir etwas Schweres vorstellen, wie zum Beispiel einen großen Stein oder ein großes Tier.

Nun sage Dir innerlich, leise (mehrmals, 3-mal):

»Arme schwer«

Nach 1–2 weiteren Minuten schließt sich die nächste Übung an oder die Übung wird durch das Rücknahme-Ritual beendet.

Die Formel für die Rücknahme lautet: »Arme fest, Atmung tief, Augen auf«.

Diese Formel wird begleitet von kräftigem Beugen und Strecken der Arme sowie tiefem Durchatmen.

Warum und wie? Die Formel für die Schwere-Übung wird bewusst kurz gefasst und lautet: »Arme schwer«.

Wenn in der Entspannung ein angenehmes Gefühl von Schwere in den Armen und Beinen auftritt, hängt dies in aller Regel mit einer Entspannung der Muskulatur zusammen. Dieses Phänomen ist vielen Menschen aus Alltagssituationen bekannt. Beispielsweise kommt es nach längeren sportlichen Aktivitäten oder Spaziergängen vor, dass sich der ganze Körper angenehm schwer anfühlt und man aus einem gemütlichen Sessel kaum aufstehen mag.

Messungen der Muskelspannung zeigen, dass diese bei den Übungen des AT in aller Regel abnimmt. Dabei tritt ein generalisierender Effekt ein. Nicht nur die angesprochenen Muskeln der Arme, sondern auch andere Muskelgruppen des Körpers entspannen sich. Dementsprechend kann die Formel kurz gehalten werden, da sie – obwohl nur die Arme angesprochen sind – auf den ganzen Körper wirkt.

Die Übung kann spielerisch vorbereitet werden. Unterschiedlich große und schwere Steine können den Kindern in die Hand gegeben werden. Welcher Stein ist der schwerste? Welcher Stein folgt dann? Auf diese Weise können die Steine entsprechend dem Gewicht in eine Rangfolge gebracht werden. Ältere Kinder könnten auch das Gewicht in Gramm oder Kilogramm schätzen, wobei man die Schätzungen mithilfe einer Waage überprüfen kann. Auf diese Weise wird den Kindern das Gefühl Schwere stärker bewusst gemacht.

Eine weitere Möglichkeit besteht darin, gemeinsam zu überlegen, welche schweren Tiere es gibt. Dann dürfen die Kinder diese Tiere in ihren Bewegungen und Lauten nachmachen. Das von einem Kind dargestellte Tier kann auch von den anderen Kindern erraten werden.

Wärme

Wenn wir uns entspannen, werden die Arme und die Beine besonders gut durchblutet. Deshalb können sie sich dann angenehm warm anfühlen. Vielleicht magst Du Dir etwas vorstellen, das mit angenehmer Wärme zu tun hat. Die wohltuende Wärme der Sonne, die Arme und Beine erwärmt, kann eine angenehme Vorstellung sein.

Nun sage Dir innerlich, leise (mehrmals, 3-mal):

»Arme warm«

Nach 1–2 weiteren Minuten schließt sich die nächste Übung an oder die Übung wird durch das Rücknahme-Ritual beendet.

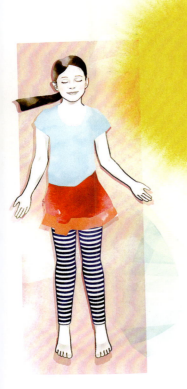

Die Formel für die Rücknahme lautet: »Arme fest, Atmung tief, Augen auf«.

Diese Formel wird begleitet von kräftigem Beugen und Strecken der Arme sowie tiefem Durchatmen.

Warum und wie? Auch diese Formel wird bewusst kurz gefasst und lautet: »Arme warm«.

Entspannung wirkt sich auf das vegetative Nervensystem aus, das die Organe und die Spannung der Blutgefäße steuert. Mit zunehmender Ruhe entspannen sich die Blutgefäße, sodass verstärkt Blut in Arme und Beine strömen kann. Dies führt zu einer messbaren Erhöhung der Hauttemperatur. Auch diese Formel hat eine generalisierende Wirkung, sodass sie – auch wenn nur die Arme angesprochen werden – auf weitere Körperbereiche wirkt.

Die Übung kann durch ein Gespräch darüber vorbereitet werden, in welchen Situationen es den Kindern so richtig schön warm ist (Sommersonne, warmer Ofen, warmer Sand).

Die Hände können gegeneinandergerieben werden, bis eine Erwärmung spürbar ist. Auch die Arme und Beine können mit den Händen so lange gerieben werden, bis Wärme spürbar wird.

Im Stehen kann ein Fuß möglichst stark gegen den Boden gedrückt und massierend hin und her bewegt werden, sodass ein Wärmegefühl entsteht. Danach ist der andere Fuß dran.

Atmung

Wenn wir uns entspannen, wird unsere Atmung ruhig und gleichmäßig. Vielleicht magst Du Dir vorstellen, wie Dein Atem ruhig und gleichmäßig geht. Vielleicht magst Du Dir auch etwas Ruhiges und Gleichmäßiges vorstellen. Bei schönem Wetter und wenig Wind laufen zum Beispiel Meereswellen ruhig und gleichmäßig an den Strand.

Nun sage Dir innerlich, leise (mehrmals, 3-mal):

»Atmung ruhig«

Nach 1–2 weiteren Minuten schließt sich die nächste Übung an oder die Übung wird durch das Rücknahme-Ritual beendet.

Die Formel für die Rücknahme lautet: »Arme fest, Atmung tief, Augen auf«.

Diese Formel wird begleitet von kräftigem Beugen und Strecken der Arme sowie tiefem Durchatmen.

Warum und wie? Auch diese Formel wird bewusst kurz gefasst und lautet: »Atmung ruhig«.

Im Ruhezustand beruhigt und verlangsamt sich die Atmung. Die Dauer der Ein- und Ausatmungsphase verlängert sich. Da kaum Muskelaktivität erfolgt, sinkt der Sauerstoffverbrauch.

Bei dieser Übung geht es nicht um eine bewusste Atemtechnik. In den Atemrhythmus soll nicht manipulativ eingegriffen werden. Vielmehr soll der Atemrhythmus so wahrgenommen werden, wie er ist. Diesen Aspekt hat Professor Schultz durch eine zweite Formel für die Atemübung ausgedrückt: »Es atmet mich.« Für die meisten Kinder eignet sich diese eher merkwürdig klingende Formel nicht. Daher wird hier die Formel vorgeschlagen: »Atmung ruhig«.

Studienergebnisse belegen den beruhigenden Einfluss des AT auf die Atemfunktion mit Verlängerungen der Ein- und Ausatmungsphasen sowie Verringerungen im Sauerstoffverbrauch. Der beruhigende Einfluss kann sich sogar positiv auf Störungen der Atmungsfunktion auswirken.

Die Übung kann durch ein Gespräch darüber vorbereitet werden, in welchen Situationen sie einerseits ruhiger und langsamer (Entspannung, Ausruhen, Schlaf) sowie andererseits unruhiger und schneller (Sport, Anstrengung, Aufregung) atmen.

Auch die Yogaübungen »Die Fee Farfalla atmet die gute Waldluft (siehe Seite 86)« und »Die Fee Farfalla atmet mit Langohr (siehe Seite 86)« sind eine gute Vorbereitung.

Bauch (Sonnengeflecht)

Wenn wir uns entspannen, tut das unserem Bauch gut. Er kann sich dann angenehm warm anfühlen. Vielleicht magst Du Dir vorstellen, dass sich Dein Bauch angenehm warm anfühlt. Vielleicht ist es eine schöne Vorstellung, die Wärme der Sonne auf dem Bauch zu spüren.

Nun sage Dir innerlich, leise (mehrmals, 3-mal):

»Bauch warm«

Nach 1–2 weiteren Minuten schließt sich die nächste Übung an oder die Übung wird durch das Rücknahme-Ritual beendet.

Die Formel für die Rücknahme lautet: »Arme fest, Atmung tief, Augen auf«.

Diese Formel wird begleitet von kräftigem Beugen und Strecken der Arme sowie tiefem Durchatmen.

Warum und wie? Auch diese Formel wird bewusst kurz gefasst und lautet: »Bauch warm«.

Für den Erwachsenenbereich lautet diese Formel: »Sonnengeflecht strömend warm.« Der Begriff Sonnengeflecht ist den meisten Kindern fremd. Daher wird beim AT für Kinder meistens vom Bauch gesprochen.

Ruhe wirkt sich entspannend auf das vegetative Nervensystem aus. Ein wichtiger Teil des vegetativen Nervensystems ist der Solarplexus (Sonnengeflecht). Er liegt tief im Oberbauch, etwa in der Mitte zwischen Bauchnabel und unterem Ende des Brustbeins. Die beruhigende Wirkung und die verbesserte Durchblutung des Solarplexus wirken entspannend und harmonisierend auf Organfunktionen (u. a. Magen, Darm).

Studienergebnisse zeigen, dass sich die während des AT einsetzende Entspannung harmonisierend auf die Verdauungsorgane auswirkt. Es kommt zu einer Zunahme der Darmbewegungen und der Darmwanddurchblutung. Diese gesundheitlich günstige Aktivierung der Verdauungsprozesse ist ein Grund für deutlichere Magen- und Darmgeräusche, die während des AT häufiger auftreten. Grummeln und Knurren im Bauch während des Trainings sind dementsprechend in aller Regel Anzeichen für eine gute Entspannung.

Die Übung kann durch ein Gespräch darüber vorbereitet werden, in welchen Situationen sich der Bauch wohlfühlt und in welchen nicht. Möglicherweise kennen Kinder Situationen, die ihnen schon auf den Magen geschlagen sind, wie starke Aufregungen, Ängste und Prüfungsstress. Dagegen fühlt sich der Bauch in Ruhe, im warmen Bett und beim Ruhen in der warmen Sonne meistens wohl.

Ähnlich wie bei der Atmungsübung können die Kinder als Vorübung in der Rückenlage die Hände auf den Bauch legen. Nun geht es jedoch weniger um den Atemrhythmus als vielmehr um die Wahrnehmung der durch die Hände bewirkten Wärme im Bauchraum. Bei kühlen oder kalten Händen sollten diese zunächst warm gerieben werden. Ein sanftes Reiben des Bauches oder ein größeres Kuscheltier auf dem Bauch können ein Wärmegefühl begünstigen.

Stirn

In der Entspannung sind Arme und Beine angenehm warm. Dabei tut es gut, einen angenehm kühlen Kopf zu behalten. Vielleicht magst Du Dir vorstellen, dass sich Deine Stirn angenehm kühl anfühlt. Wie fühlt sich ein angenehm kühler Luftzug auf der Stirn an?

Nun sage Dir innerlich, leise (mehrmals, 3-mal):

»Stirn angenehm kühl«

Nach 1–2 weiteren Minuten wird die Übung durch das Rücknahme-Ritual beendet.

Die Formel für die Rücknahme lautet: »Arme fest, Atmung tief, Augen auf«.

Diese Formel wird begleitet von kräftigem Beugen und Strecken der Arme sowie tiefem Durchatmen.

Warum und wie? Auch diese Formel wird bewusst kurz gefasst und lautet: »Stirn angenehm kühl«.

Während Aufregung, Ärger, Unruhe und Anspannung das Blut in den Kopf treiben können, tut es gut, einen kühlen Kopf zu bewahren. Die gesundheitlich positive Wirkung eines angenehm kühlen Kopfes findet sich auch in folgender Redensart: »Den Kopf halt' kühl, die Füße warm, das macht den besten Doktor arm.«

Das Ziel des AT ist es nicht, Müdigkeit und Schläfrigkeit zu erleben. Vielmehr geht es um eine erholsame körperliche Ruhe mit geistiger Frische. Das Training führt häufig zu Konzentrationsverbesserungen und gesteigerter Lernfähigkeit. Wegen der geistig aktivierenden Wirkung dieser Übung sollte sie vor dem Schlafen weggelassen werden, um das Einschlafen nicht zu erschweren. Die Übung kann durch ein Gespräch über die oben zitierte Redensart vorbereitet werden. Wann ist der Kopf sehr warm oder heiß? Vielleicht werden Zustände wie Fieber, Aufregung, Scham und Prüfungsangst genannt.

Ein Spiel kann helfen, ein Gefühl für den angestrebten Zustand zu bekommen. Dabei fächern sich die Kinder mit Papier oder Heften einen Luftzug an die Stirn, um den angenehm kühlen Luftzug zu spüren. Dies kann auch gegenseitig geschehen, indem ein Kind dem anderen abwechselnd Luft an die Stirn fächert.

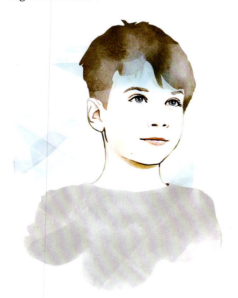

Herz

Wenn wir uns entspannen, beruhigt sich auch unser Herz. Es schlägt dann ruhig und gleichmäßig. Es ist ein gutes Gefühl, wenn es sich angenehm warm anfühlt. Vielleicht magst Du Dir vorstellen, wie sich Dein Herz angenehm warm anfühlt.

Nun sage Dir innerlich leise (mehrmals, 3-mal):

»Herz warm«

Nach 1–2 weiteren Minuten schließt sich die nächste Übung an oder die Übung wird durch das Rücknahme-Ritual beendet.

Die Formel für die Rücknahme lautet: »Arme fest, Atmung tief, Augen auf«. Diese Formel wird begleitet von kräftigem Beugen und Strecken der Arme sowie tiefem Durchatmen.

Warum und wie? Die Formel für die Herzübung lautet nach Professor Schultz: »Das Herz schlägt ruhig und kräftig.« Diese Formel wird heute kaum noch verwandt, da es schwer verständlich ist, warum das Herz in Ruhe kräftig schlagen sollte. Vielmehr kommt es in Ruhe zu einer Abnahme der Herzarbeit. Deshalb wird heute meist die Formel verwandt: »Das Herz schlägt ruhig und regelmäßig.« Aber auch diese ist für Kinder wenig geeignet. Viele spüren ihren Herzschlag nicht oder er wirkt auf sie beunruhigend. Deshalb wird hier die Formel: »Herz warm« vorgeschlagen. Die Übung kann durch die Frage vorbereitet werden, ob die Kinder es kennen, dass es ihnen warm ums Herz wird. Möglicherweise kennen sie solche Situationen, die oft mit Gefühlen von Liebe, Zuneigung und Freundschaft verbunden werden. Die Kinder können in der Rückenlage als Vorübung die Hände auf die Brust legen. Bei kühlen oder kalten Händen sollten diese zunächst warm gerieben werden. Ein sanftes Reiben oder ein größeres Kuscheltier auf der Brust können ein Wärmegefühl begünstigen.

Bei den Traumreisen »Ausflug an den Strand« und »Bärenhöhle« sind Elemente des AT kindgerecht in die Handlung integriert. Thematisch geht es um das Erleben von Ruhe, angenehmer Schwere und Wärme in Armen und Beinen sowie um ruhige Atmung.

Bei der Entspannungsgeschichte »Die Klassenarbeit« wird der reguläre Ablauf des AT in eine Rahmenhandlung integriert. Der Ablauf bleibt klar erhalten, sodass auch ohne die Geschichte geübt werden kann. Dieser Aspekt ist wichtig, da beim AT das selbstständige Üben gefördert werden soll. Allerdings ist dieses Vorgehen erst ab etwa dem Schulalter sinnvoll, vorher sind die Traumreisen meist geeigneter. Da es um Entspannung geht, sollte die jeweilige Geschichte ruhig vorgelesen werden. Die drei Punkte signalisieren, dass an diesen Stellen kleine Pausen gemacht werden können, damit die Kinder Vorstellungen und Bilder zu dem Gesagten entwickeln können. Pausen können ebenfalls bei Absätzen gemacht werden. Bei kleineren Kindern sollten die Pausen eher kürzer und bei älteren Kindern können sie auch länger sein. Wenn Anzeichen von Unruhe festzustellen sind, empfehlen sich kürzere Pausen. Die Geschichten werden in ähnlicher Weise beendet wie das AT, mit dem Ritual der Rücknahme.

Ein Nachgespräch sollte stets stattfinden, um die Erfahrungen der Kinder zu sammeln und zu besprechen. Die Kinder können auch dazu befragt werden, ob ihnen die Pausenlängen angenehm waren oder ob sich daran beim nächsten Mal etwas ändern soll.

Traumreisen

Die Grundübungen des Autogenen Trainings können in Traumreisen integriert werden. Die beiden Traumreisen eignen sich ab dem Kindergartenalter.

Ausflug an den Strand

Als Sonja morgens aufwacht, scheint die Sonne in ihr Zimmer. Das zaubert ein Lächeln auf ihr Gesicht. Sie freut sich, dass es endlich aufgehört hat zu regnen. Ihre Eltern haben ihr versprochen, dass sie mit ihr bei sonnigem Wetter an den Strand fahren. Nun ist es endlich so weit! Als sie in die Küche kommt, wird sie von ihren Eltern und ihrem Bruder mit den Worten begrüßt: »Na endlich, Du Langschläferin. Guten Morgen! Es ist ein herrlicher Sommertag! Wir haben schon alles für den Ausflug an den Strand gepackt.« Nach dem Frühstück packt Sonja Handtuch und Badeanzug ein und los geht's. Sie fahren an einen etwas abgelegenen Strand, wo es nicht so voll ist. Sonja zieht Schuhe und Strümpfe aus und spürt den warmen, weichen Sand unter ihren Füßen … Die warmen Strahlen der Sonne erwärmen ihre Arme und Beine … Sie atmet die gute, frische Meeresluft … Dabei hört sie das Rauschen der Wellen und von fern das Kreischen der Möwen … Nachdem sie einen schönen Platz am Strand in der Nähe des Wassers gefunden haben, ziehen sich Sonja, ihr Bruder und ihre Eltern die Badesachen an. Sie gehen noch ein Stück durch den warmen weichen Sand und kommen dann an das Wasser. Der Sand fühlt sich fester und feucht unter den Füßen an … Das Wasser ist wärmer, als Sonja gedacht hat. Es ist ein schönes Gefühl, wenn eine Welle angerollt kommt und ihre Beine umspült … Gemeinsam gehen sie noch ein wenig weiter hinein und planschen vergnügt im Wasser. Ihr Bruder und sie spritzen sich gegenseitig nass. Noch mehr Spaß macht es, die Eltern nass zu spritzen … Ihre Eltern haben zwei Luftmatratzen dabei. Sonja und ihr Bruder dürfen sich drauflegen, während die Eltern die Luftmatratzen durch das Wasser ziehen. Es ein herrliches Gefühl, von den Wellen auf und ab bewegt zu werden … Sie spürt, wie sie immer ruhiger und entspannter wird … Arme und Beine ruhen angenehm schwer auf der Luftmatratze … Arme und Beine fühlen sich in den warmen Strahlen der Sonne wohlig warm an … Ihr Atem geht ruhig und gleichmäßig und sie riecht den frischen Duft des Meeres … Schließlich ziehen die Eltern sie mit der Luftmatratze wieder an den Strand. Sonja fühlt sich herrlich entspannt und streckt sich auf ihrem großen, flauschigen Handtuch aus. Unter sich spürt sie den warmen weichen Sand und fühlt sich richtig wohl … Arme und Beine fühlen sich angenehm schwer und warm an … Sie hört den gleichmäßigen Rhythmus der Wellen, die an den Strand rollen … Sie spürt, wie auch ihr Atem ruhig und gleichmäßig geht …

(**Rücknahme**) Nach einiger Zeit fühlt sie sich gut erholt und frisch. Sie reckt und streckt sich. Sie beugt die Arme mehrmals fest an und atmet tief durch. Dann öffnet sie die Augen und ist ganz munter, frisch und erholt.

Das machst Du jetzt bitte auch: die Arme mehrmals fest beugen und strecken, gut durchatmen und die Augen wieder öffnen.

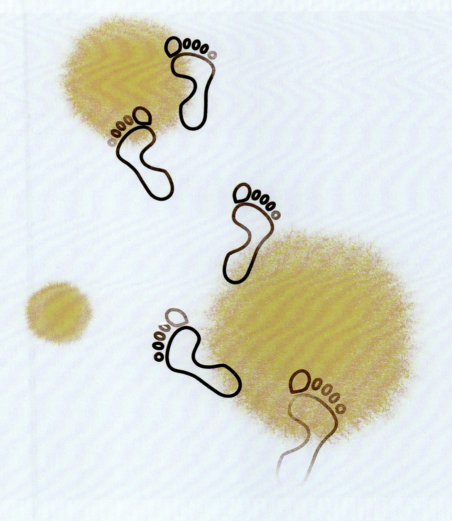

Die Bärenhöhle im Frühling

In der Bärenhöhle ist es angenehm warm. Bert, der Bärenjunge, räkelt sich etwas und legt sich noch bequemer hin. Seine Arme und seine Beine fühlen sich angenehm schwer an … Es ist schön warm in der Bärenhöhle … So ein schöner, langer Winterschlaf ist wirklich sehr erholsam. Warme Luft kommt von draußen herein. Ist es etwa schon Frühling geworden? Bert mag noch nicht aufstehen. Es ist so gemütlich in seiner Kuschelecke … Seine Arme und Beine fühlen sich wohlig warm an … Er hört wie seine Eltern in der anderen Ecke der Höhle ruhig und gleichmäßig atmen … Das ist so beruhigend, er merkt, dass auch sein Atem ruhig und gleichmäßig geht … Dann spürt er, wie er sanft angestupst wird. Als er zur Seite schaut, sieht er, dass seine Schwester Bessy schon aufgewacht ist. »Komm Bert, lass uns mal rausgehen und schauen, ob schon Frühling ist!« Nun ist er auch gespannt, ob die Sonne scheint und ob es draußen schon warm ist. Als sie aus der dunklen Höhle hinauskommen, sehen sie, dass die frischen, grünen Blätter des Waldes in der Sonne leuchten. Das junge Laub der Bäume hat viele unterschiedliche Grüntöne von hellen, gelblichgrünen Blättern bis zum dunklen Grün der Tannen. Alles sieht so jung und frisch aus … »Komm, lass uns einen Spaziergang machen und schauen, ob auch die anderen Tiere des Waldes schon wach sind«, schlägt Bessy vor. Sie gehen los und spüren den angenehm warmen und weichen Waldboden unter den Füßen … Die warmen Strahlen der Sonne fühlen sich herrlich an … Sie atmen die gute Waldluft, die so einen angenehmen und wohltuenden Geruch hat … Es duftet nach frischem Grün und Waldblumen … Sie schauen sich um und sehen, dass viele kleine Blumen den Waldboden bedecken. Manche sind weiß, andere sind gelb und einige auch rot … Sie kommen an einen Bach, der sich durch den Wald schlängelt. Klares und frisches Wasser strömt an ihnen vorbei. »Nun lass uns erst mal etwas trinken«, sagt Bert. Das angenehm kühle, frische Wasser tut richtig gut. Sie hören hinter sich einen Zweig knacken und drehen sich um. Sie sehen, dass ihr Nachbar Fritz der Fuchs auch schon aufgestanden ist. Er will sich ebenfalls am Bach erfrischen. Sie begrüßen ihn und beschließen, den Spaziergang gemeinsam fortzusetzen. So wandern sie weiter durch den wunderschönen Wald und hören das Gezwitscher der Vögel … Ein Vogel singt besonders schön. Als sie näher kommen, erkennen sie, dass es Andrea die Amsel ist, die so wunderschön singt. Sie wandern weiter und Andrea folgt ihnen, indem sie von Baum zu Baum fliegt. Schließlich kommen sie an eine Lichtung, die mit weichem Moos und vielen bunten Blumen bewachsen ist. »Nun lasst uns mal eine Pause machen«, schlägt Fritz vor. »Das ist eine gute Idee«, sagt Bert. Und Bessy ergänzt: »Wir müssen die Wanderung ja nicht gleich übertreiben!« Sie lassen sich in das warme und weiche Moos sinken und legen sich bequem hin … Von der Wanderung sind sie etwas erschöpft, sodass es guttut, Arme und Beine locker auszustrecken, die sich angenehm schwer anfühlen … Sie spüren den warmen weichen Waldboden und die warmen Strahlen der Sonne … Arme und Beine fühlen sich angenehm warm an … Sie atmen die frische Waldluft und merken, wie ihr Atem ruhig und regelmäßig geht … Es ist so richtig erholsam hier auf dieser schönen Waldlichtung und Andrea, die auf einem Baum mit der Nähe sitzt, singt ihnen ein schönes Lied …

(Rücknahme) Nach einiger Zeit fühlen sie sich gut erholt und frisch. Sie recken und strecken sich. Sie beugen die Arme mehrmals fest an und atmen tief durch. Dann öffnen sie die Augen und sind ganz munter, frisch und erholt.

Das machst Du jetzt bitte auch: die Arme mehrmals fest beugen und strecken, gut durchatmen und die Augen wieder öffnen.

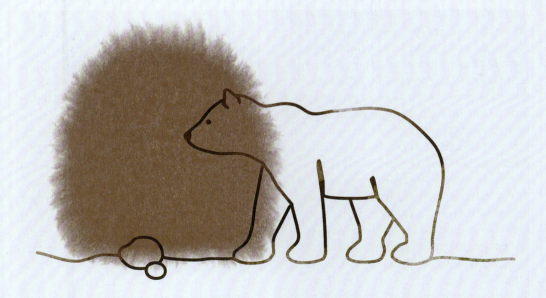

Entspannungsgeschichte und Autogenes Training

Die Geschichte »Die Klassenarbeit« thematisiert den Abbau von Aufregungen und Versagensängsten, was wiederum zu besseren Leistungen führen kann.

Es können auch eigene Geschichten erdacht werden, die den vorgegebenen Rahmen nutzen und thematisch behandeln könnten: Aufregung beim Aufsagen eines Gedichts oder Vorsingen eines Liedes, Aufregung vor dem ersten Tag in einer neuen Schulklasse.

Die Klassenarbeit (ab Schulalter)

Micha hat ein großes Problem. Er hat deshalb schon sehr schlecht geschlafen und fühlt sich nervös und unruhig. Er hat die letzte Deutscharbeit verhauen und eine Fünf bekommen. Seine Eltern waren sauer und sagten, er müsse mehr lernen. Dabei lag es gar nicht daran, dass er zu wenig gelernt hatte! Er war so aufgeregt bei der Arbeit, dass er keinen klaren Gedanken fassen konnte. Und am Ende der Stunde, als er seinen Text vor dem Abgeben noch mal durchgelesen hat, da hat er sogar noch Wörter falsch korrigiert! Die Worte waren richtig geschrieben, aber vor lauter Aufregung dachte er, sie seien falsch. Wenn er die Wörter doch nur nicht korrigiert hätte! Dann hätte er sicher noch eine Vier bekommen oder sogar eine Drei. Micha hat große Angst, in der nächsten Klassenarbeit wieder eine Fünf zu schreiben. Dann wäre sogar die Versetzung gefährdet. Er weiß weder ein noch aus. Er hat einen Freund in der Straße, der schon einige Jahre älter ist. Als beide sich auf der Straße zum Spielen treffen, merkt sein Freund Kulle sofort, dass etwas nicht stimmt, und fragt nach. Micha erzählt ihm von seinen Sorgen.

»Das kenne ich. Ich habe auch schon Arbeiten vor Aufregung verhauen«, antwortet Kulle. Dann berichtet er davon, dass er einen Kurs für Autogenes Training mitmacht. »Da kann man lernen, cool zu bleiben und nicht so krass aufgeregt zu sein! Komm doch heute Abend einfach mal mit.« Michas Eltern finden die Idee gut, sodass er abends tatsächlich mit zum Autogenen Training geht. Dort sind außer Kulle und Micha noch zwei Mädchen und ein Junge. Die Leiterin freut sich, dass Micha den Kurs mitmachen will. Von ihr erfahren die Kinder Folgendes:

»Autogenes Training wurde von Professor Schultz entwickelt und bedeutet übersetzt ›Selbermach-Training‹. Wir können damit lernen, uns möglichst gut und tief zu entspannen. Das fühlt sich gut an und ist auch gut für unsere Gesundheit.

Wir stellen uns einfache, kurze Sätze vor, die mit Ruhe und Entspannung zu tun haben. Dadurch fühlen wir uns entspannter. Die lockere und relaxte Stimmung wirkt auch auf unseren Körper. Unsere Muskeln entspannen sich, Atmung und Herz werden ruhiger. Es kann auch sein, dass sich Arme und Beine angenehm schwer und warm anfühlen. Entspannt zu liegen oder zu sitzen ist angenehm und erholsam. Wir können auf diese Weise neue Kraft tanken und gelassener werden.«

Dann gehen die Übungen los, die Du jetzt auch gleich mitmachst.

»Lege Dich entspannt auf den Rücken. Die Arme liegen locker neben dem Körper. Zum Entspannen kann es günstig sein, die Augen zu schließen. Wenn Du die Augen noch nicht schließen möchtest, suche Dir eine Stelle an der Decke und lasse sie dort ruhen. Vielleicht ist es irgendwann angenehm, einfach die Augen zufallen zu lassen. Die Geräusche, die zu hören sind, können immer gleichgültiger werden. Ganz gleichgültig.

Vielleicht magst Du Dir etwas vorstellen, das mit Ruhe und Wohlfühlen zu tun hat. Vielleicht ist es ein schöner Ort oder eine schöne Situation, die Ruhe und Wohlbefinden ausstrahlt. Vielleicht ein beruhigender Ort in der Natur oder ein schönes Erlebnis.

Nun sage Dir innerlich, leise (mehrmals, 3-mal):

Ich bin ganz ruhig«

Nach ein bis zwei weiteren Minuten wird die Übung durch das Rücknahme-Ritual beendet.

Die Formel für die Rücknahme lautet: »Arme fest, Atmung tief, Augen auf«.

Diese Formel wird begleitet von kräftigem Beugen und Strecken der Arme sowie tiefem Durchatmen.

In der nächsten Übungssitzung kann die Schwere-Übung erläutert und vorbereitet. In den darauffolgenden Sitzungen kann jeweils eine weitere Übung entsprechend erläutert und eingeführt werden. Die Übungsformeln werden aneinandergereiht, sodass sich ein Ablauf über Ruhe, Schwere, Wärme usw. ergibt. Die Reihenfolge der Formeln sollte eingehalten werden, um eine Festigung und Automatisierung des Übungsablaufs zu erreichen. Es ist auch möglich, zusätzlich einen persönlichen formelhaften Vorsatz einzubeziehen, mit dem am Ende des Autogenen Trainings geübt wird. Die Geschichte kann in den Folgesitzungen jeweils wieder vollständig oder auch verkürzt vorgetragen werden

Eine verkürzte Version der Geschichte kann lauten:
»Wie wir wissen hat Micha Probleme in der Schule. Er möchte lernen, entspannt zu bleiben und sich nicht so krass aufzuregen. Daher macht er bei einem Kurs für Autogenes Training mit. In der heutigen Sitzung kommt die Schwere-Übung hinzu. Es geht wieder mit der Ruheübung los, dann folgt die Schwere-Übung.« (Es folgt der Anleitungstext für Ruhe und Schwere. Für die weiteren Übungen wird in gleicher Weise vorgegangen.)

Nach der Übung des Autogenen Trainings und nach dem Rücknahme-Ritual kann die Geschichte folgendermaßen beendet werden:

»Micha konnte sich durch die Übung prima entspannen. Er hat sich dabei sehr wohl gefühlt. Die Leiterin schlägt vor, dass alle bis zum nächsten Mal diese Übung zu Hause mindestens einmal am Tag machen. Sie bekommen einen Protokollbogen mit. Da sollen sie eintragen, wenn sie geübt haben. Der Protokollbogen soll beim nächsten Treffen wieder mitgebracht werden. Micha übt tatsächlich einmal am Tag, manchmal sogar zweimal. Er fühlt sich dabei entspannt und wohl, vor allem wenn er sich vorher bewegt oder ausgetobt hat. Dann kommt die nächste Klassenarbeit. Zuerst ist er ziemlich aufgeregt. Aber er denkt an das Autogene Training und an die Formel: »Ich bin ganz ruhig«. Tatsächlich merkt er, dass er ruhiger und entspannter wird. Er kann sich besser auf die Arbeit konzentrieren. Auch als er das, was er geschrieben hat, am Ende durchliest und noch einige Fehler korrigiert, bleibt er dabei ruhiger. Als er die Arbeit zurückbekommt, ist die Freude riesengroß: Er hat eine Drei Plus geschafft. Es tut richtig gut, sowohl von der Lehrerin, als auch von den Eltern ein Lob zu bekommen.«

Wie der Lernprozess gefördert werden kann

AT sollte sich an den individuellen Bedürfnissen und Besonderheiten der Kinder orientieren. Die Ausführungen im Abschnitt zur PR über die Möglichkeiten der Förderung des Lernprozesses gelten in ähnlicher Weise für AT. An dieser Stelle soll Wesentliches in Form von Trainingsregeln zusammengefasst werden.

Trainingsregel 1 Das Vertrautwerden mit den Übungen dauert eine gewisse Zeit. Beim Autogenen Training kann die Eingewöhnungsphase mit bis zu mehreren Wochen durchaus länger dauern als bei der Progressiven Relaxation und beim Yoga.

Trainingsregel 2 Die gesundheitlich günstige Wirkung des Autogenen Trainings beruht nicht in erster Linie auf der einzelnen Übung, sondern auf dem langfristigen, regelmäßigen Training. Kinder, die regelmäßig Entspannungstraining üben und damit mehr Gelassenheit entwickeln, bleiben in Belastungssituationen ruhiger und können angemessener reagieren. Auch kann die Entspannungsreaktion derart eingeschliffen werden, dass selbst in starken Aufregungssituationen mit besseren Ergebnissen geübt werden kann.

Trainingsregel 3 Die einzelne Übung, etwa in Aufregungssituationen, kann nur dann hilfreich sein, wenn sie in ein regelmäßiges Üben auch in günstigen Situationen eingebettet ist.

Trainingsregel 4 Insbesondere impulsiven und hyperaktiven Kindern sollte vermittelt werden, das Üben an sich als wichtig anzusehen und nicht das zu erzielende Ergebnis.

Kombination von AT mit anderen Entspannungsverfahren

AT ist ein konzentratives Entspannungsverfahren, wobei keine willkürlichen körperlichen Aktivitäten durchgeführt werden. Dementsprechend ist es besonders wichtig, dem Bewegungsdrang von Kindern durch geeignete spielerische Aktivitäten entgegenzukommen.

Auch kann AT mit körperorientierten Entspannungsverfahren kombiniert werden: Progressive Relaxation, Yoga und Zapchen.

Wie sich das AT sinnvoll mit PR kombinieren lässt, wurde bereits im Abschnitt über die Progressive Relaxation beschrieben.

Zapchen- und Yogaübungen werden am besten vor dem AT durchgeführt. Die körperliche Betätigung ist eine gute Vorbereitung.

Entspannungsvertiefung durch Ruhebilder

Es kann hilfreich sein, die Kinder anzuregen, zu der Ruheformel entsprechende Vorstellungen zu entwickeln. Dies gilt aber auch für die übrigen Formeln, da die Wirkung der Formeln durch bildhafte Vorstellungen intensiviert werden kann. Es kann aber auch nur mit den Formeln ohne begleitende Vorstellungen geübt werden.

Es gibt keine allgemeingültigen Ruhebilder. Jeder hat seine individuellen Vorstellungen. Häufig wirkt bereits das Sammeln von Vorstellungen zu der jeweiligen Übungsformel in der Gruppe deutlich beruhigend, da diese Vorstellungen auf das Erleben der Kinder ausstrahlen. Ruhevorstellungen und Ruhebilder können eine gute Vorbereitung auf die Übungen sein, da sie bereits eine gewisse Ruhe ausstrahlen und Grübeleien sowie ablenkende Gedanken überblenden. Häufig kristallisieren sich mit der Zeit bestimmte individuelle Ruhebilder heraus. Dadurch, dass die Kinder lernen, sich auf ihre Ruhevorstellungen auch in Alltagssituationen zu besinnen, haben sie eine Möglichkeit zur aktiven Stressbewältigung.

Körperängste und psychovegetative Beschwerden

Leider nehmen manche Kinder ihren Körper nur dann bewusst wahr, wenn etwas wehtut. Hierdurch kann eine ängstliche und misstrauische Haltung dem eigenen Körper gegenüber entstehen. Mit dem regelmäßigen Praktizieren des Entspannungstrainings wird ein anderer Weg beschritten: Wir lernen uns und unseren Körper in einer angenehmen Ruhesituation kennen und können ein mit der Zeit zunehmendes körperliches und seelisches Wohlbefinden genießen lernen. Dies ist für die Entwicklung von Vertrauen in den eigenen Körper sehr günstig, wie im Abschnitt über die PR bereits ausgeführt wurde. Die dort gegebenen Hinweise gelten auch für das AT.

Autogenes Training im Alltag

Die gesundheitlich positive Wirkung des AT beruht vor allem auf dem längerfristigen, regelmäßigen Üben. Daher sollte das Training am besten täglich ein- bis dreimal praktiziert werden. Der Wert des Trainings entfaltet sich erst vollständig nach längerer Übungsdauer und ist vor allem in der vorbeugenden günstigen Wirkung auf die Bewältigung von Belastungen zu sehen.

Sicher ist es besonders angenehm, in einem ruhigen Raum ungestört üben zu können. Aber wie bereits beschrieben, ist dies keine Voraussetzung. Nur wenn wir uns darauf einstellen, auch unter nicht optimalen Bedingungen üben zu können, sind wir in der Lage, unser Training wirklich in den Alltag zu integrieren. Besonders die Möglichkeit, zwischendurch im Sitzen kurz zu üben, um sich vom Alltagsstress zu erholen, ist gesundheitlich sehr vorteilhaft. Denn damit steht Kindern eine günstige Art der Stressbewältigung jederzeit zur Verfügung.

Autogenes Training gemeinsam üben

AT kann in kleinen Gruppen bis 8 Kinder oder in Einzelanwendungen vermittelt werden. Im schulischen oder sportlichen Bereich können die Gruppen auch etwas größer sein. Allerdings ist es wichtig, dass auf jedes Kind individuell eingegangen werden kann.

In der Familie ist das gemeinsame Üben mit den Eltern günstig, um die Motivation zu stärken. Insbesondere bei jüngeren Kindern kann das gemeinsame Üben mit den Eltern und vielleicht auch Geschwistern sehr vorteilhaft sein und ist häufig sogar eine Voraussetzung dafür, dass Kinder die Übungen überhaupt regelmäßig durchführen. Für sich allein sind sie oft nicht bereit, die Entspannungsübungen zu praktizieren. Erst wenn die Mutter oder der Vater gemeinsam mit ihnen üben, lassen sie sich auf das Training ein. In diesen Fällen sind die Eltern für sie positive Modelle, die ihnen den Wert der Methode praktisch demonstrieren.

Übungsprotokolle als Lernhilfe: Im Abschnitt über die PR wurde bereits auf die Vorteile einer regelmäßigen Protokollierung der Übungsergebnisse hingewiesen. Alle Ausführungen gelten auch für das AT.

Fazit: Was bringen Entspannungsverfahren?

> *Wenn Du jemandem, der hungert, einen Fisch gibst, wird er einmal satt. Wenn Du ihn fischen lehrst, kann er sich selbst ernähren.*
>
> *Chinesisches Sprichwort*

Die hier vorgestellten Entspannungsverfahren für Kinder dürfen nicht als umfassende Patentrezepte für alle Lebensprobleme missverstanden werden. Aber sie stellen eine wirksame Hilfe zur Selbsthilfe dar, um den eigenen Beitrag für die seelische und körperliche Gesundheit zu leisten. Kinder sind in zunehmendem Maße schädlichen Belastungen durch Disstress und Umwelteinflüsse ausgesetzt. Gesundheitliche Schutzfaktoren, die ein effektives Gegengewicht gegen gesundheitliche Risikofaktoren darstellen, werden für den Erhalt oder die Wiederherstellung von Gesundheit, Wohlbefinden und Leistungsfähigkeit immer wichtiger. In diesem Zusammenhang kommt der Verbesserung der Entspannungsfähigkeit eine große Bedeutung zu. Je früher Entspannungsverfahren erlernt und praktiziert werden, desto größer ist der präventive Nutzen dieses Schutzfaktors. Dabei lassen sich die vorgestellten Entspannungsverfahren gut in den Alltag integrieren: Der notwendige Zeitaufwand ist relativ gering und lässt sich flexibel handhaben.

Bei vielen längerfristig übenden Kindern verändert sich die Einstellung zum Training mit der Zeit: Die Übung wird zum Bedürfnis; die jederzeit mögliche vertiefte Ruhe wird als eine Bereicherung und Verbesserung der Lebensqualität empfunden.

Aber auch wenn das Training nicht in allen Fällen längerfristig praktiziert wird und vielleicht wieder einschlafen sollte, haben die gesammelten Erfahrungen großen Wert. Bei vielen Kindern, die das Training kennengelernt haben, entwickelt sich eine größere Sensibilität für Anspannungs- und Entspannungsphänomene – eine Voraussetzung für Verbesserungen der Stressbewältigungsfähigkeiten. Nur etwas, das ich erkenne, kann ich auch verändern. Außerdem zeigt die Erfahrung, dass Menschen, die bereits ein Entspannungstraining kennengelernt haben, bei einem erneuten Anlauf in aller Regel besonders gut von einem entsprechenden Angebot profitieren. Der Satz: »Was Hänschen nicht lernt, lernt Hans nimmer mehr« stimmt in diesem Zusammenhang sicher nicht. Auch Hans kann noch Entspannungsverfahren erlernen. Falls er das Training aber bereits als Hänschen kennengelernt haben sollte, wird er es später deutlich leichter und intensiver erlernen und praktizieren können.

Weitere Auskünfte zu Entspannungsverfahren erhalten Sie bei:

Deutsche Gesellschaft für Entspannungsverfahren e. V., www.dg-e.de

Übungsprotokoll:
Wie wirkt die Progressive Entspannung* bei Dir?

Name:

Bitte beurteile am besten sofort nach jeder Übung, wie die Progressive Entspannung bei Dir gewirkt hat. Drücke die Wirkungen auf die verschiedenen Körperbereiche mithilfe von Zahlen von −3 bis +3 aus. Die Zahlen bedeuten Folgendes:

+1 = etwas angenehm 0 = keine Wirkung −1 = etwas unangenehm
+2 = gute Wirkung −2 = ziemlich unangenehm
+3 = sehr gute Wirkung −3 = sehr unangenehm

Datum Uhrzeit	Arme	Schultern Nacken	Gesicht	Rücken	Bauch-muskeln	Beine	Besondere Bemerkungen

---

* Auch für Yoga und Autogenes Training eignet sich das Protokoll.

Service

Literatur

Augenstein, S. (2002). Auswirkungen eines Kurzzeitprogramms mit Yogaübungen auf die Konzentrationsleistung bei Grundschulkindern. Dissertation. Universität – Gesamthochschule – Essen.

Booth, R. (1997). Ich spanne meine Muskeln an, damit ich mich entspannen kann. München: Kösel.

Brenner, H. (2004). Progressives Entspannungstraining. Lengerich: Pabst Science Publishers.

Brenner, H. (2010). Autogenes Training Oberstufe / Wege in die Meditation. Lengerich: Pabst Science Publishers.

Broad, W. J. (2013). The Science of Yoga: Was es verspricht – und was es kann. Freiburg im Breisgau: Herder.

Chang, J. & Hiebert, B. (1989). Relaxation procedures with children: A review. Medical Psychotherapy, 2, 163–176.

Ekman, P. (2003). Gefühle lesen. Heidelberg: Spektrum.

Frey, H. (1978). Förderung der Rechtschreibleistung von Legasthenikern durch autogenes Training. Zeitschrift für Entwicklungspsychologie und Pädagogische Psychologie, 10, 258–264.

Friebel, V. (2012). Das Anti-Stress-Buch für den Kindergarten. Weinheim und Basel: Beltz.

Gee, D. G. et al. (2014). Maternal buffering of human amygdala-prefrontal circuitry during childhood but not during adolescence. Psychological Science 25(11), 1–12.

Goldstein, N. (2002). Übungen des klassischen Hatha-Yogas als Interventionsmaßnahme bei Grundschulkindern mit expansiven Störungen. Dissertation. Pädagogische Hochschule Heidelberg.

Gräßer, M. & Hovermann, E. (2015). Ressourcenübungen für Kinder und Jugendliche. Weinheim: Beltz

Gröninger, S. & Stade-Gröninger, J. (1996). Progressive Relaxation. München: Pfeiffer.

Jacobson, E. (1938). Progressive Relaxation. Chicago: University Press.

Jacobson, E. (1990). Entspannung als Therapie. Progressive Relaxation in Theorie und Praxis. München: Pfeiffer.

Henderson, J. (20124). Embodying Well-Being oder wie man sich trotz allem wohl fühlen kann. Bielefeld: AJZ Druck und Verlag.

Kabat-Zinn, J. (2013). Gesund durch Meditation: Das große Buch der Selbstheilung mit MBSR. München: Knaur.

Kiecolt-Glaser, Janice, K. et al. (1985). Psychosocial enhancement of immunocompetence in a geriatric population. Health Psychology, 4, 25–41.

Klatte, R., Pabst, S., Beelmann, A., Rosendahl, J. (2016). Wirksamkeit von körperorientiertem Yoga bei psychischen Störungen. Deutsches Ärzteblatt/PP, 5, 228–234.

Klein-Heßling, J. & Lohaus, A. (1998). Bleib locker. Göttingen: Hogrefe.

Krampen, G. (1992). Effekte der Grundübungen des AT im schulischen Anwendungskontext. Psychologie in Erziehung und Unterricht, 39, 33–41.

Krampen, G. (1992a). Einführungskurse zum Autogenen Training: Ein Lehr- und Übungsbuch für die psychosoziale Praxis. Göttingen: Verlag für Angewandte Psychologie Hogrefe.

Krampen, G. (1995). Einsatzmöglichkeiten und Nutzen des AT im schulischen Kontext. In: Greuer-Werner, M., Hamckel, C. & Heyse, H. (Hrsg.) Psychologie: ein Beitrag zur Schulkultur. (S. 206–221). Bonn: Deutscher Psychologen Verlag.

Krampen, G. (2008). Zum Einfluss pädagogisch-psychologischer Interventionen auf die Konzentrationsleistungen von Vor-und Grundschulkindern mit Konzentrationsschwächen. Psychologie in Erziehung und Unterricht, 55,196–210.

Krampen, G. (2013). Entspannungsverfahren in Therapie und Prävention. Göttingen: Hogrefe Verlag.

Krampen, G. (2010). Improvement of orthography test performance by relaxation exercises. Educational Psychology, 30, 533–546.

Krampen, G. & Ohm, D. (1984): Effects of Relaxation Training during Rehabilitation of Myocardial Infarction Patients. International Journal of Rehabilitation Research 7(1), 68–69.

Krampen, G. & Ohm, D. (1994). Entspannungsverfahren in der Prävention und Rehabilitation. In: Petermann, F. & Vaitl, D. (Hrsg). Handbuch der Entspannungsverfahren, Band 2. Weinheim: Psychologie Verlags Union, 262–288.

Kröner, B., Langenbruch, B. (1982). Untersuchung zur Frage der Indikation von Autogenem Training bei kindlichen Konzentrationsstörungen. Psychother. Psychosom. Med. Psych., 32, 157–161.

Kröner, B. & Steinacker, I. (1980). Autogenes Training bei Kindern: Auswirkungen auf verschiedene Persönlichkeitsvariablen. Psychotherapie, Psychosomatik, Medizinische Psychologie, 30, 180–184.

Langenkamp, W., Steinacker, I., Kröner, B. (1982). Autogenes Training bei zehnjährigen Kindern. Praxis der Kinderpsychologie und Kinderpsychiatrie, 31, 238–243.

Lazarus, R. S. (1966). Psychological stress and the coping process. New York: McGraw Hill.

Lazarus, R. S. & Launier, R. (1978). Stress-related transactions between persons and environment. In: Pervin, L. A. & Lewis, M. (Eds.). Perspectives in interactional psychology (287–327). New York: Plenum Press.

Luthe, W. (1970). Research and theory. In: Luthe, W. (Hrsg.) Autogenic Therapy (Vol. IV). New York: Grune & Stratton.

Luthe, W. & Schultz, J. H. (1969 a). Medical Applications. In: Luthe, W. (Hrsg.) Autogenic therapy, Vol. II. New York, NY: Grune & Stratton.

Luthe, W. & Schultz, J. H. (1969 b). Applications in psychotherapy. In: Luthe, W. (Hrsg.) Autogenic therapy, Vol. III. New York, NY: Grune & Stratton.

Medienpädagogischer Forschungsverbund Südwest (2013). JIM 2013, Jugend, Information, (Multi-)Media, Basisstudie zum Medienumgang 12- bis 19-Jähriger in Deutschland Stuttgart: Medienpädagogischer Forschungsverbund Südwest

Nickel, C., Kettler, C., Muehlbacher, M., Lahmann, C.Tritt, K., Fartacek, R. et al. (2005). Effects of progressive muscle relaxation in adolescent female bronchial asthma patients: a randomized, double-blind, controlled study. Journal of Psychosomatic Research, 59, 393–398.

Ohm, D. (1990a). Psyche, Verhalten und Gesundheit. Der eigene Beitrag zu Gesundheit und Wohlbefinden. Stuttgart: TRIAS.

Ohm, D. (1992). Progressive Relaxation. Überblick über Anwendungsgebiete, Praxiserfahrungen und neuere Forschungsergebnisse. Report Psychologie 17 (1), 27–43.

Ohm, D. (1994). Entspannungstraining – Forschungsergebnisse und praktische Erfahrungen zu Autogenem Training, Progressiver Relaxation und Anwendungskombinationen. In: Zielke, M. & Sturm, J. (Hrsg.): Handbuch der stationären Verhaltenstherapie. Weinheim: Psychologie Verlags Union, 378–394.

Ohm, D. (1996): Entspannungstraining: Standards, Entwicklungen und Perspektiven unter präventivem und schulpsychologischem Aspekt. In: Witruk, E. & Reschke, K. (Hrsg.): Zur gesunden Schule unterwegs II. Regensburg: Roderer, 21–34.

Ohm, D. (1997): Lachen, lieben – länger leben. Genießen lernen, Lebenssinn finden, Freude und Glück erleben Stuttgart: TRIAS Verlag

Ohm, D. (2011): Stressfrei durch Progressive Relaxation. Mehr Gelassenheit durch Tiefmuskelentspannung nach Jacobson (Buch und Übungs-CD). Stuttgart: TRIAS.

Ott, U. (2013): Yoga für Skeptiker. München: Barth Verlag.

Petermann, U. (2014). Entspannungstechniken für Kinder und Jugendliche. Weinheim: Psychologie Verlags Union.

Polender, A. (1982). Entspannungs-Übungen: Eine Modifikation des Autogenen Trainings für geistig behinderte Kinder. Praxis der Kinderspsychologie & Kinderpsychiatrie, 31, 50–56.

Puskarich, C. A. (1992). Controlled examination of effects of progressive relaxation training on seizure reduction. Epilepia, 33 (4), 675–680.

Salbert, U. (2014). Ganzheitliche Entspannungstechniken für Kinder. Münster: Ökotopia.

Schildbach, S. & Schildbach, C. (1999): Stellenwert der Entspannungsverfahren in der Behandlung epilepsiekranker Kinder. Der Rundbrief. Deutsche Gesellschaft für ärztliche Hypnose und autogenes Training 10.

Schultz, J.H. (1979[19]): Das Autogene Training (Konzentrative Selbstentspannung): Versuch einer klinisch-praktischen Darstellung. Stuttgart: Thieme.

Strack, F., Martin, L. L., Stepper, S. (1988). Inhibition and facilitation conditions of the human smile: A nonobtrusive test of the facial feedback hypothesis. Journal of personality and social psychology, 54, 768–777.

Techniker Krankenkasse (Hrsg.) (2012). Harmony: Besser trainieren. Gesunde Alternativen zu „Krankmacher-Übungen". Hamburg.

Vaitl, D. (2000). Psychophysiologie der Entspannung. In: Vaitl, D. & Petermann, F. (Hrsg.). Handbuch der Entspannung. Band 1: Grundlagen und Methoden. Weinheim: Psychologie Verlags Union, 25–63.

Vaitl, D. & Petermann, F. (2004). Entspannungsverfahren: Das Praxishandbuch. Weinheim: Beltz.

Weintraub, A. (2004). Yoga for depression. Harmony: New York

Stichwortverzeichnis

A

Achtsamkeit 22
ADHS 16
Aggressives Verhalten 16
Angststörungen 16
Armhebeprobe 28
Asthma 32
Atmung 61, 63
– Atemübung 84
Autogenes Training 17, 122

B

Bodyscan 57

E

Embodiment 104
Entspannung, differenzielle 57
Entspannungsgeschichte 40, 47
– Autogenes Training 140
– Progressive Relaxation 40, 46, 48
– Yoga 94
– Zapchen 116
Epilepsie 32
Erläuterung für Kinder
– Autogenes Training 122
– Progressive Relaxation 30
– Yoga 62
– Zapchen 105
Erste-Hilfe-Stein 25

H

Henderson, Julie 104
Hyperaktivität 16, 18, 62

I

Immunsystem 13, 19, 22, 109

J

Jacobson, Edmund 17, 28, 29, 57

K

Kabat-Zinn, Jon 22
Kontraindikationen 31, 124
– Autogenes Training 124
– Progressive Relaxation 31

M

Mimik 104

N

Nervensystem 10, 18, 122

P

Parasympathikus 11, 13
Progressive Relaxation 17, 28
– Grundprinzip 37
– Kurzübung in 7 Schritten 47
– Kurzübung in 10 Schritten 39
– Zurücknahme 38

R

Rücknahme 127
Ruhebilder 142
Ruhevorstellungen 54, 56, 123

S

Schultz, Johannes Heinrich 17, 36, 122, 126
Stress 10
– Disstress 13, 14, 15
– Eustress 12, 16
– Stresserleben 14
Sympathikus 10

T

Trainingsregeln
– Autogenes Training 142
– Progressive Relaxation 57
– Yoga 102
Traumreise 136, 138

U

Übungshaltung
– Droschkenkutscherhaltung 36
– Liegeposition 35
– Sitzposition, angelehnte 35
Übungsprotokoll 59, 143, 145

W

Wie lange kannst Du es hören? 23

Y

Yoga 17, 60

Z

Zapchen 17, 104

Liebe Leserin, lieber Leser,

hat Ihnen dieses Buch weitergeholfen? Für Anregungen, Kritik, aber auch für Lob sind wir offen. So können wir in Zukunft noch besser auf Ihre Wünsche eingehen. Schreiben Sie uns, denn Ihre Meinung zählt!

Ihr TRIAS Verlag

E-Mail Leserservice
kundenservice@trias-verlag.de

Lektorat TRIAS Verlag
Postfach 30 05 04
70445 Stuttgart
Fax: 0711 89 31-748

Impressum

Bibliografische Information der Deutschen Nationalbibliothek
Die Deutsche Nationalbibliothek verzeichnet diese Publikation in der Deutschen Nationalbibliografie; detaillierte bibliografische Daten sind im Internet über http://dnb.d-nb.de abrufbar.

Programmplanung: Sibylle Duelli
Redaktion: Sophie Wölbling, Düsseldorf
Bildredaktion: Christoph Frick
Umschlaggestaltung und Innen-Layout:
Cyclus Visuelle Kommunikation, Stuttgart

Bildnachweis
Umschlagfoto: Cyclus Visuelle Kommunikation
Fotos im Innenteil: Holger Münch, Stuttgart
Zeichnungen: Nina Tiefenbach, Berlin

1. Auflage 2017

© 2017 TRIAS Verlag in Georg Thieme Verlag KG
Rüdigerstraße 14, 70469 Stuttgart

Printed in Germany

Satz und Repro: Reemers Publishing Services GmbH, gesetzt in Adobe InDesign CC 2015
Druck: Westermann Druck, Zwickau

Gedruckt auf chlorfrei gebleichtem Papier

ISBN 978-3-432-10248-1

Auch erhältlich als E-Book:
eISBN (PDF)   978-3-432-10249-8
eISBN (ePub) 978-3-432-10250-4

2 3 4 5 6

Wichtiger Hinweis: Wie jede Wissenschaft ist die Medizin ständigen Entwicklungen unterworfen. Forschung und klinische Erfahrung erweitern unsere Erkenntnisse. Ganz besonders gilt das für die Behandlung und die medikamentöse Therapie. Bei allen in diesem Werk erwähnten Dosierungen oder Applikationen, bei Rezepten und Übungsanleitungen, bei Empfehlungen und Tipps dürfen Sie darauf vertrauen: Autoren, Herausgeber und Verlag haben große Sorgfalt darauf verwandt, dass diese Angaben dem Wissensstand bei Fertigstellung des Werkes entsprechen. Rezepte werden gekocht und ausprobiert. Übungen und Übungsreihen haben sich in der Praxis erfolgreich bewährt.

Eine Garantie kann jedoch nicht übernommen werden. Eine Haftung des Autors, des Verlags oder seiner Beauftragten für Personen-, Sach- oder Vermögensschäden ist ausgeschlossen.

Geschützte Warennamen (Warenzeichen) werden nicht besonders kenntlich gemacht. Aus dem Fehlen eines solchen Hinweises kann also nicht geschlossen werden, dass es sich um einen freien Warennamen handelt.

Das Werk, einschließlich aller seiner Teile, ist urheberrechtlich geschützt. Jede Verwertung außerhalb der engen Grenzen des Urheberrechtsgesetzes ist ohne Zustimmung des Verlags unzulässig und strafbar. Das gilt insbesondere für Vervielfältigungen, Übersetzungen, Mikroverfilmungen und die Einspeicherung und Verarbeitung in elektronischen Systemen.

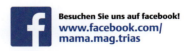

Besuchen Sie uns auf facebook!
www.facebook.com/mama.mag.trias

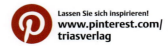

Lassen Sie sich inspirieren!
www.pinterest.com/triasverlag

GLÜCKS COACH

Entdecke Dich selbst!

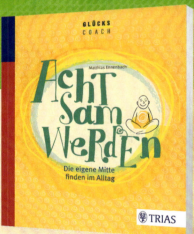

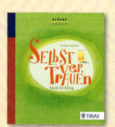
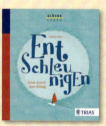
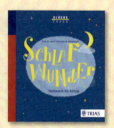

Charlotte Goldstein
**Glückscoach:
Selbstvertrauen**
€ 12,99 [D] / € 13,40 [A]
ISBN 978-3-432-10189-7

Regina Tödter
**Glückscoach:
Entschleunigen**
€ 12,99 [D] / € 13,40 [A]
ISBN 978-3-432-10069-2

Christoph M. Bamberger
**Glückscoach:
Schlafwunder**
€ 12,99 [D] / € 13,40 [A]
ISBN 978-3-432-10436-2

Matthias Ennenbach
**Glückscoach:
Achtsam werden**
€ 12,99 [D] / € 13,40 [A]
ISBN 978-3-432-10299-3

Alle Titel auch als E-Book

Bequem bestellen über
www.trias-verlag.de
versandkostenfrei
innerhalb Deutschlands

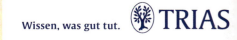

Wissen, was gut tut.   TRIAS